1日1分

自律神経を整える呼吸CDブック

宮浦 清●著
田秀穂●医学監修
大学名誉教授）

マイナビ

現代人の悩みの理由

ストレスから逃れる方法はないのか？

ストレスが消え、
心を落ち着かせる簡単なエクササイズや
生活習慣があったら……。
そう思っていらっしゃる方も
多いのではないでしょうか？
忙しい毎日が続いた結果、
自律神経が乱れ、眠れない、
朝起きるのがつらい、という方。
仕事のプレッシャーや人間関係で
悩んでいる方も多いと思います。

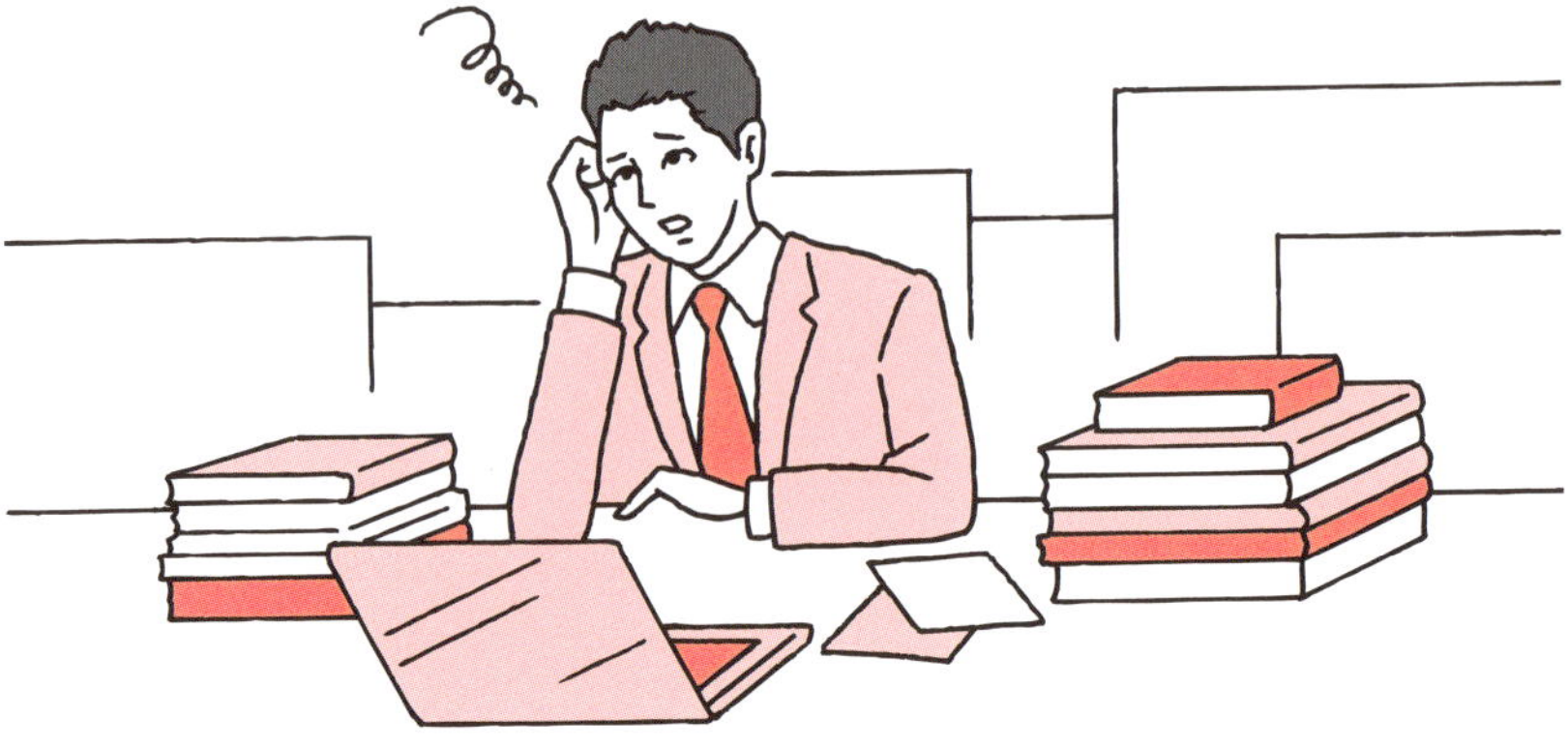

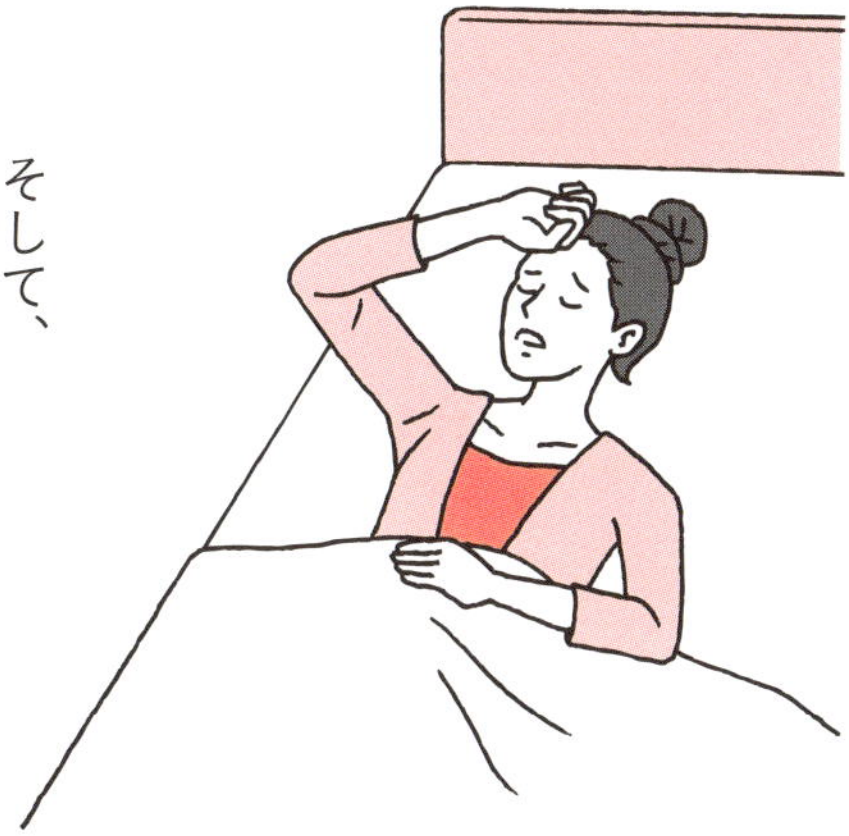

そして、
疲れやストレスが
溜まっているとき、
私たちは、息をつめていたり、
呼吸が浅くなっていることが多く、
そんなときには脳内に
悪い反応が生じているのです。

適度なストレスは
自分を成長させてくれます。
しかし、ストレスを溜めてしまうことは、
とても危険です。
ＩＴ化による仕事の変化や
スマートフォンの普及などで、
現代人はストレスが
溜まりやすくなっていると
指摘されています。

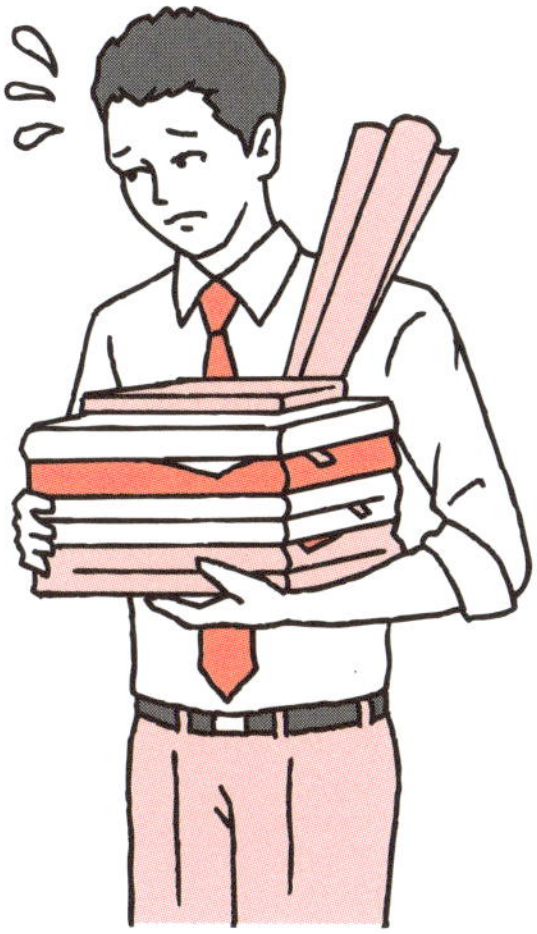

だれでも簡単に呼吸力が身につく

「ボディリズム呼吸法」をはじめましょう

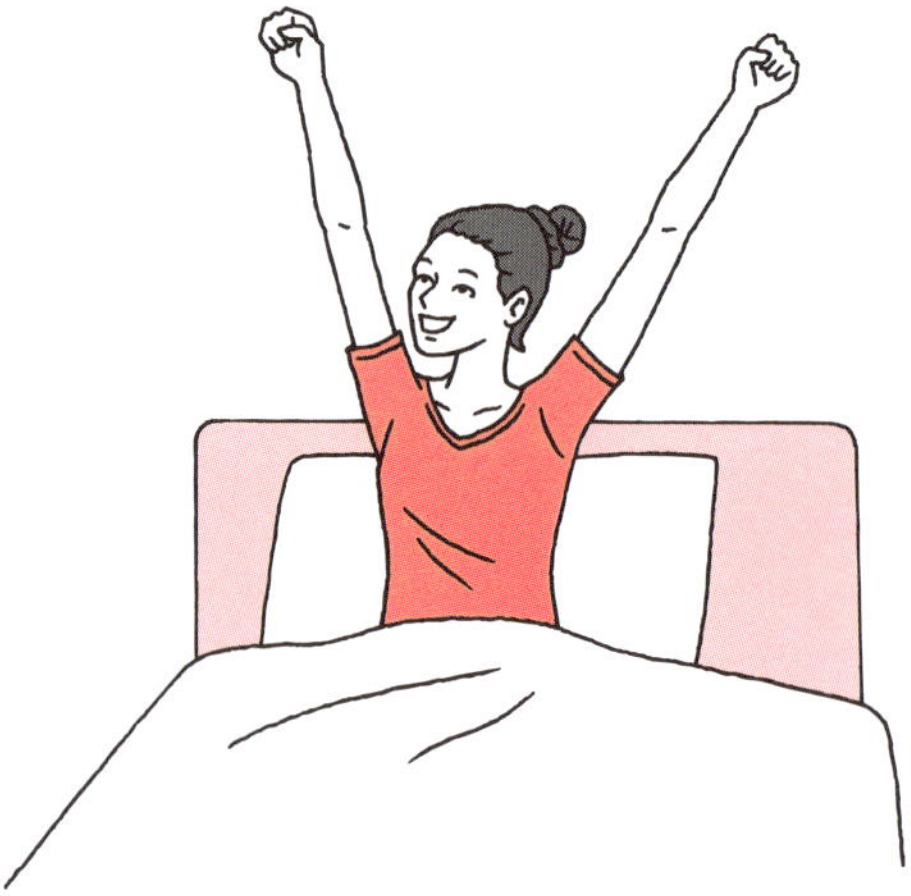

ストレスが溜まってくると、
脳の働きのひとつである集中力や
判断力が低下したり、
肩こりや頭痛になったりします。
私自身の経験では、自律神経の乱れから
免疫力が落ちて喘息になったり、
糖尿病などの疾患につながったこともありました。
このような症状を、自分の力でコントロールして
軽減できる方法として、
おすすめしたいのが「呼吸法」です。

数ある「呼吸法」のなかでも、
「ボディリズム®呼吸法」は、音楽とリズムの力を応用し、
いつでも、どこでも、簡単に呼吸力を鍛える方法。
しかも、楽しく継続できる画期的な呼吸法です。
音楽やリズムには、
心と体を自然につなげる力があります。
呼吸を、音楽やリズムに合わせると
自分の心と体がつながって
自分と他者との間にも
ハーモニーを感じられるようになります。
それが、自律神経を整える呼吸エクササイズ、
「ボディリズム®呼吸法」。
このCDブックが、あなたのストレス解消に役立ち、
心身が健康で、笑顔あふれる人生への
足がかりになれば幸いです。

宮浦 清

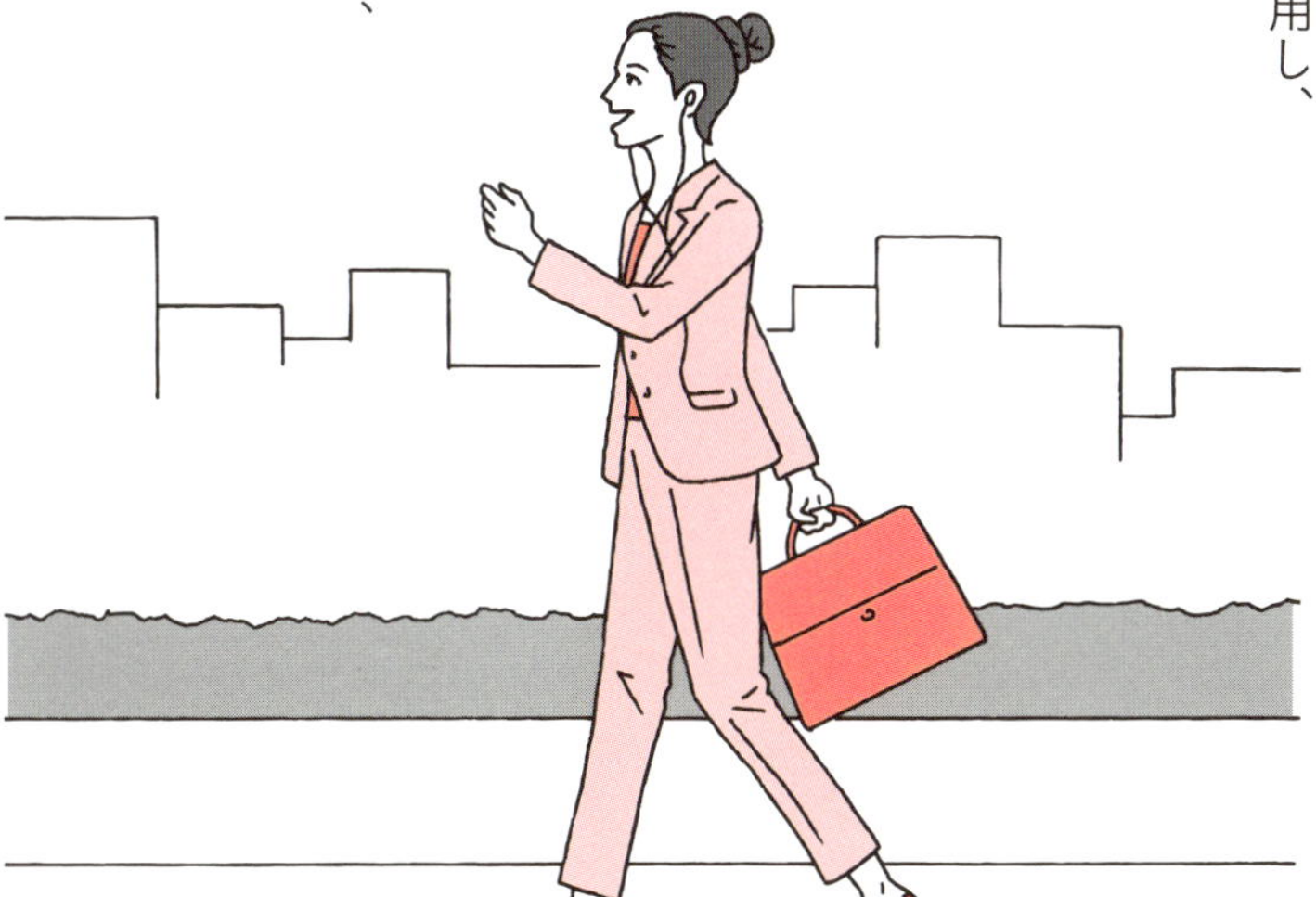

目次

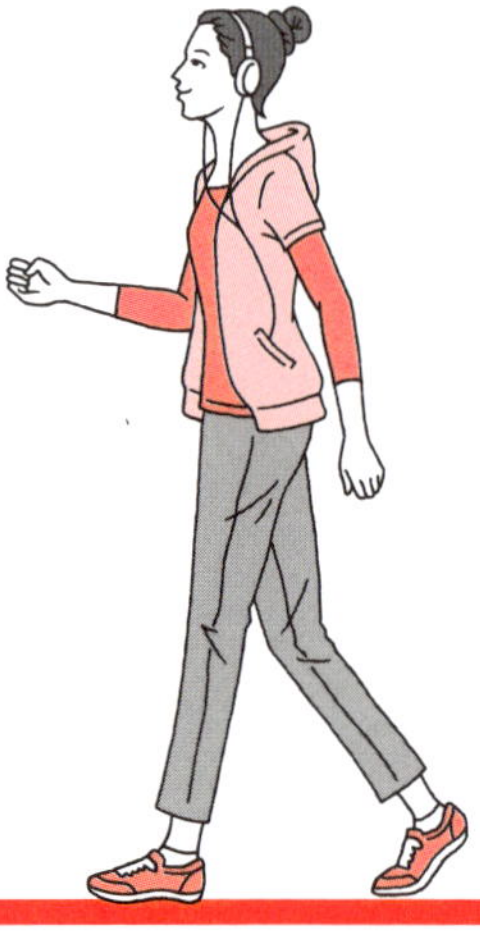

付録CDの使い方

【付録CDのご使用について】

・本CDをパソコンで使用する際は、機器によってディスクを再生できない場合があります。再生機器を変えてお試しください。
・本CDを聴いて万が一、気分が悪くなることがございましたら、ただちに使用を止め、専門家にご相談されることをおすすめします。
・運転中の使用はお控えください。
・ディスクの保管は、直射日光の当たる場所や高温多湿を避けてください。
・本CDは著作権法の保護を受けています。著作権者の承諾を得ずに無断で複写・複製することは法律で禁止されています。

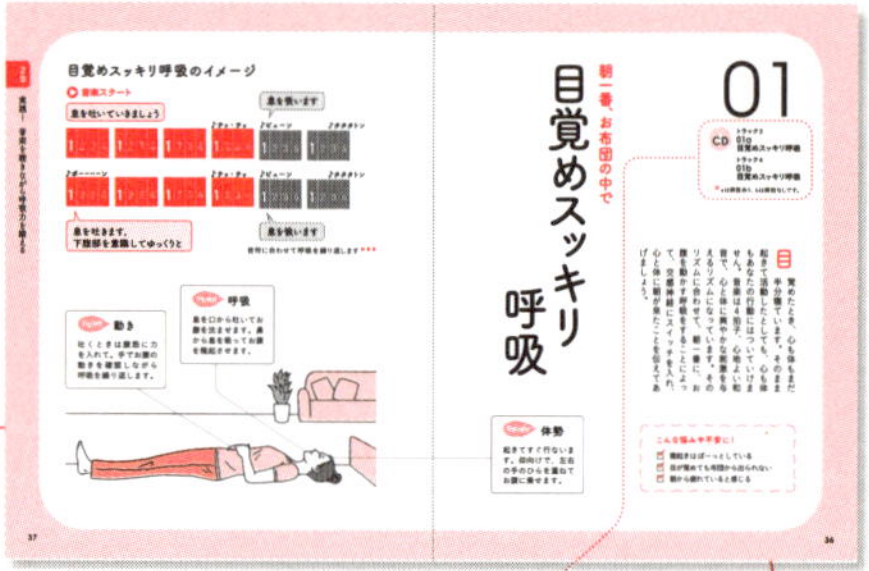

CD Menu

トラック 1	00-1	練習メニュー 1
トラック 2	00-2	練習メニュー 2
トラック 3	01a	目覚めスッキリ呼吸
トラック 4	01b	目覚めスッキリ呼吸
トラック 5	02a	ウォーキング呼吸
トラック 6	02b	ウォーキング呼吸
トラック 7	03a	時間有効活用呼吸
トラック 8	03b	時間有効活用呼吸
トラック 9	04a	一段落呼吸
トラック 10	04b	一段落呼吸
トラック 11	05a	グッスリ眠れる呼吸
トラック 12	05b	グッスリ眠れる呼吸
トラック 13	06a	疲労回復呼吸
トラック 14	06b	疲労回復呼吸
トラック 15	07a	眠気スッキリ呼吸
トラック 16	07b	眠気スッキリ呼吸
トラック 17	08a	自分を取り戻す呼吸
トラック 18	08b	自分を取り戻す呼吸
トラック 19	09a	自信アップ呼吸
トラック 20	09b	自信アップ呼吸
トラック 21	10a	気持ち切り替え呼吸
トラック 22	10b	気持ち切り替え呼吸

本書の2章で、CDマークがついている呼吸エクササイズの内容や音楽は、付録のCDに収録されています。また、基本プログラムと目的別プログラムの呼吸エクササイズについては、**a解説あり**と、**b解説なし**、の両方を収録。はじめての方、自宅にいながら講座と同様のレッスンを行ないたいときは**a解説あり**を活用ください。慣れてきたら**b解説なし**がおすすめ。繰り返し再生して長く呼吸エクササイズを行ないたいときも便利です。

1章

脳とストレスの関係、呼吸とリズム運動が大切な理由

医学監修：有田秀穂

ストレスとセロトニン研究の第一人者が
ストレスをコントロールする方法を
解説します。

そもそもストレスとはなんでしょう？

心はどこに？　人間は脳でストレスを感じている

ストレスとは、「何かしらの刺激が加わったときに人間の体が適応するプロセス」と表現されます。仕事の成績不振や職場の人間関係、育児の不安……、不快な刺激はいろいろあります。最近の研究の結果、人間は、こうしたストレスを、脳で感じているということがわかっています。脳で感じているということは、脳内にストレス情報を伝える伝達物質と、それを抑える抑制物質があるということです。脳科学の観点からストレスを解消する方法を習得する前に、まずはストレスを感じたときに起こる生体の反応について知っておきましょう。

ストレスに対して、脳は二段階で反応する

第一段階は、心が動き、自律神経の交感神経も一緒に反応する、「初期のストレス反応」です。脳内には、ストレス刺激に最初に反応する神経があります。脳幹という部分にあるノルアドレナリン神経で、ここはいわば「脳内危機管理センター」。外部から人間の内部に不快な刺激が与えられるとこの神経はすぐ反応し、即座に脳全体に指令を送って注意をします。大脳に影響を与えて覚醒レベルを上げ、不安やパニック、場合によっては怒り、恐怖などといった心の変化を起こさせる指令を出すのが、ノルアドレナリン神経の仕事です。

一方で、体の面でもストレス状態を脱出しようと、ノルアドレナリン神経は自律神経に対しても指令を出して、闘いモードのスイッチを入れます。自律神経には交感神経と副交感神経があります。交感神経は起きると働き、副交感神経は寝ているときに働くものですが、ストレス反応時には、交感神経が過剰に働きます。これが「自律神経の乱

れ」といわれるもので、具体的には、心臓の鼓動を速め、血圧を上昇させるなどして、危機が関わってきたときにすぐに体が対応する状況をつくるのです。ストレスを抱えている人が眠れない、寝覚めが悪いなど、生活が乱れがちになるのは、このような、交感神経が刺激され続ける闘いモードの状態が続いているため。休息を忘れてしまった心身が悲鳴を上げているのです。

ストレス中枢からの指令で「ストレスホルモン」を分泌

第一段階でストレスに対処できればいいのですが、上手く対処できずに長期間ストレスにさらされ続けると、第二段階に移ります。生体は、フリーズした状態になり、いったんさまざまな症状は固まってしまいます。ところが、そのとき脳の中で何が起こっているのかというと……。

脳の視床下部には「ストレス中枢」という神経が備わっています。

ストレス中枢は指令を出し、下垂体という場所を介して、腎臓の上にある副腎皮質からホルモンを分泌させます。コルチゾールという名前で、医学界では「ストレスホルモン」として知られています。

自覚なしにストレスが蓄積されていくのが怖い

このコルチゾールは、高血圧をつくり、肥満をつくり、糖尿病をつくり、免疫力の低下を招いて感染症を引き起こす、やっかいな存在です。ストレスが続くと風邪をひきやすく、病気になりやすくなるのは、このホルモンの影響が考えられるでしょう。

第二段階では、脳がストレスへの抵抗を止めているため、ストレスに対する自覚はありません。しかし、コルチゾールの増加警報は鳴り続け、自律神経や内分泌系、免疫系への悪影響を及ぼし続けて、知らぬ間にストレスが蓄積されていきます。これが「本当のストレス反応」。

ストレスは、自覚がなくなったときが怖いのです。

自律神経の安定に欠かせない脳のセロトニン神経＆セロトニン

ストレスが続くとさらにダメージが発生

視床下部にあるストレス中枢は、もうひとつ問題を引き起こします。脳へのストレスが長く続くと、指令を出して、セロトニン神経にダメージを与えるのです。

このセロトニン神経から分泌されるのが、セロトニンという物質です。体の中には、セロトニンを作れる細胞が、脳だけではなく、腸、皮膚、肝臓などにもあります。脳の中でセロトニンを作れる細胞があるのは、脳幹という部分。その数は数万個といわれますが、これは脳全体で１４０億個の神経細胞があるなかのほんのわずかな量です。

セロトニンは自律神経の安定に欠かせない

脳全体に分泌されるセロトニンは、実に多くの仕事をします。

❶大脳皮質に働きかけて覚醒の状態を調節する。

❷心のバランスをとり、集中力低下や平常心の乱れを改善させる。

❸自律神経に働きかけて交感神経と副交感神経のバランスを整える。

この❸にあるように、セロトニンは、自律神経に働きかけて、ちょうどいいバランスをとるという働きをします。具体的には、寝ているときに副交感神経が優位だった自律神経を、朝起きた後に、交感神経に切り替えるのは、セロトニンの役割です。また、ストレスが加わると、交感神経が非常に高い緊張状態になりますが、その高くなった交感神経の働きを鎮め、副交感神経側に戻す、という役割を担うのも、セロトニンなのです。

さらに、❹姿勢や顔つきをいい状態にする、❺痛みの調節、これらの機能にもセロトニンが影響を与えています。

脳のセロトニン神経がきちんと働くことで、心身のさまざまな機能が整います。毎朝、気持ちよく目覚められて、頭がよく働き、すっきりします。心のバランスがとれて、平常心が保てるようになり、自律神経も機能し、姿勢や表情が良くなり、なんとなく体調が悪いというようなことが少なくなります。これらはすべて、セロトニンによる効果なのです。

朝、起きると、セロトニンは分泌される

セロトニンの活動は、朝起きてから、寝るまでずーっと続いていいます。これが、脳科学者が発見した非常に重要な特性です。

セロトニンは、私たちが寝ているときには分泌されず、朝、起きると分泌されます。セロトニンの分泌が始まると、セロトニンの5つの役割が全部目覚めます。頭がすっきり目覚める、心がすっきり目覚める、体も副交感神経から交感神経に目覚める、姿勢もしゃきっとする、

痛みも出てこない、といった、極めて健康な状態で1日がスタートできます。

セロトニン神経を弱らせる要因はストレス

ここで思い出してほしいのが、セロトニン神経は、朝起きると覚醒するけれど、ストレスが続くと抑制されてしまうということです。

ストレス過多の生活では、朝起きてもセロトニンがきちんと分泌されないために、目覚めが悪くなる、不安になりやすくなる、落ち込みやすくなる、集中力が低下する、自律神経失調症、イライラする、疲労感が取れない、よく眠れない、見た目が弱々しくなる、姿勢が悪くなる、といった変化が生じ、結果的に「うつ状態」など心の病になってしまうこともあります。脳のセロトニン神経は、ストレスと密接に関係しているのです。

セロトニンを増やしてストレスをコントロールする

セロトニンは自分で増やすことができる

筋肉を鍛えたいと思ったら、毎日コツコツ筋トレをしますね。セロトニン神経も同じように鍛えることが可能。生活習慣を見直したり、トレーニングを毎日続ければ、セロトニンの放出量を増やすことができます。何をすればいいのかというと、その方法が３つあります。

❶太陽の光
❷リズム運動
❸グルーミング

ひとつは、「太陽の光」。私たちは太陽の光を浴びるとなんとなく元気になりますが、これは太陽の光（目から入った強い光）によってセロトニンが活性化する結果です。1日30分程度で十分で、必ずしも直射日光を浴びなければいけないわけではありません。朝、目が覚めたらカーテンを開けて太陽の光を感じる、これを習慣にするだけで、セロトニン神経が活性化します。

ゆっくり太陽光を浴びる余裕がない人は、どうすればいいでしょうか？ セロトニン活性には太陽光が欠かせませんが、「リズム運動」や「グルーミング」を生活に取り入れることで、セロトニン神経を鍛える効果がよりアップします。

「リズム運動」といっても、種類はいろいろあります。呼吸のリズム運動、歩行のリズム運動、咀嚼《そしゃく》のリズム運動、私たちはこれを3大リズム運動といっています。このリズム運動については、20ページ以降で詳しく説明します。3つ目の「グルーミング」。これは、人のぬくもりを感じる「ふれあい」で、直接肌を触れ合わせるスキンシップが、セロトニン神経の活性化につながります。

呼吸のリズム運動でどこでもセロトニン活性

リズム運動でセロトニン神経を活性化

セロトニン神経を活性化させるのに、リズムというのは絶対条件です。でも、ダンスで難しいステップを踏むなど、激しいリズムの運動をすればいい、というわけではありません。リズミカルに運動する、体を動かす、しかもだれでもできるようなリズム運動が、セロトニン神経を活性化して、セロトニンを増やしてくれるのです。

ウォーキングやジョギング、自転車、ダンスなど、一定のリズムで筋肉の緊張と弛緩を繰り返すものならなんでもOKで、食べ物を咀嚼するのも、リズム運動のひとつです。

なかでも、セロトニン活性に効果絶大なのが、呼吸のリズム運動です。呼吸法はだれでも取り組めるもので、継続もしやすいですし、セロトニンを増やすという目的で行なうならば、確実な方法です。呼吸のリズム運動をすると、15ページで紹介した「脳のセロトニン神経の5つの機能」が良くなるということは、脳科学研究で証明されており、その効果はお墨付きです。

呼吸のリズム運動を行なうときのポイント

横隔膜ではなく腹筋を収縮させて呼吸する腹筋呼吸という呼吸法は、リズム運動として、セロトニン神経の活性化に役立ちます。しかし、普通に呼吸法を行なうだけでは、あまり効果はありません。

たとえば、お坊さんが禅寺で呼吸法を教えるときの環境を考えてみてください。朝の4時や5時に、お堂の中の静かで周りに人もいないような特別な環境で坐禅をしています。このことからわかるのは、セロトニン神経を活性化させるためには、外から心を乱すような刺激が入ってはいけない、ということです。目や耳からの情報が少ない環境で集中して呼吸法を行なうこと、それがポイントになります。

音楽をプラスして効果を実感！「ボディリズム」呼吸法

また、普通に呼吸をしてもあまり効果はないので、ひと工夫が必要になります。そこで重要になるのが、リズムです。リズムに意識を集中して呼吸すると、脳が鎮静化して、呼吸に集中することができます。キーワードは「集中」。

本書の「ボディリズム」という呼吸法は、セロトニンの活性化に必要となる呼吸とリズム運動をオリジナルの音楽を使ってエクササイズ化したものです。意識を音楽のリズムに向かわせることによって集中を実現させる、という点で、脳科学的にとても有効なものです。ぜひ、質の高い呼吸法を習得して、効果を実感してみてください。

2章

実践！

音楽を聴きながら呼吸力を鍛える

リズム運動に音楽をプラスして効果を実感！
呼吸エクササイズ「ボディリズム」の
基礎知識と実践プログラムを紹介します。

音楽のリズムに合わせて呼吸するだけ

ボディリズム呼吸法メソッド

毎日の生活のなかでだれもが実践できるリズム運動

「呼吸法」は、日常で無意識に行なっている「呼吸」とはまったく違うものです。呼吸法は吐く、吸う、の動作を意識的に深く行ないます。それを一定の長さ繰り返すと、自律神経をコントロールするという効果が表れ始めます。繰り返しを容易にする音楽の特性を応用したボディリズム呼吸法は、体を動かしながら、腹筋を使った呼吸をすることで、交感神経、副交感神経、それぞれを優位にすることができ、自分が必要としている効果を呼び起こすことができる呼吸メソッドです。

腹筋呼吸法の特徴

吸うとき

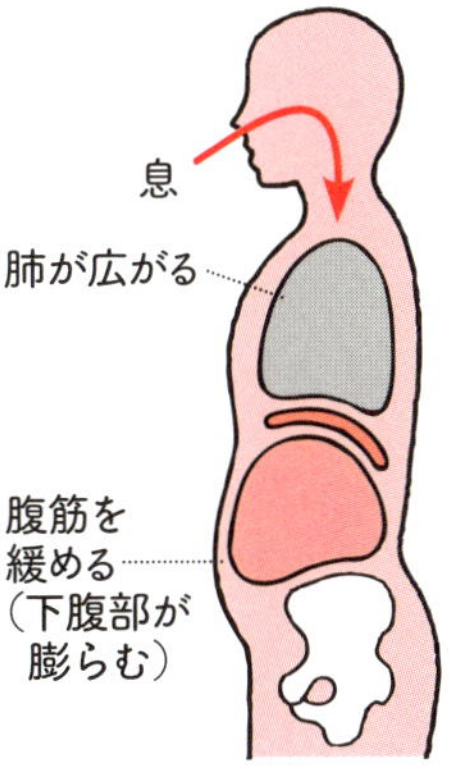
息
肺が広がる
腹筋を
緩める
（下腹部が
膨らむ）

吐くとき

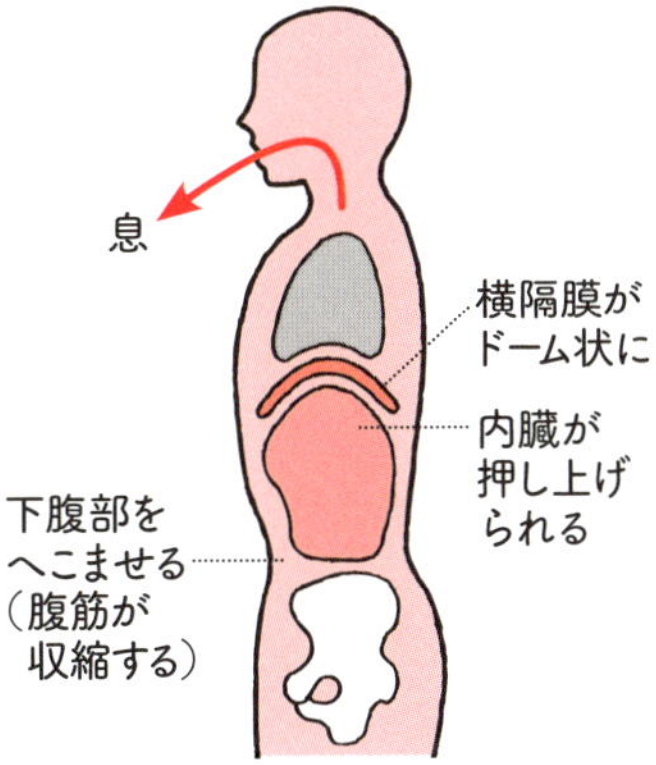
息
横隔膜が
ドーム状に
内臓が
押し上げ
られる
下腹部を
へこませる
（腹筋が
収縮する）

腹筋を緩める

吐き切ったところでお腹の力をぬきましょう。腹筋を緩めると、自然と肺が膨らんで息が入り、さらに息を吸うと下腹部が膨らみます。

下腹部をへこませる

腹筋呼吸法は、息を吐くところから始まります。息を吐きながら腹筋の力を使い、おへそを意識して、できるかぎりお腹をへこませます。

呼吸の基本ルール❶

息を吐くときは口から細く長く、腹筋に力を入れて吐き切る

ボディリズム呼吸法の基本は、口から息を長く吐くところにあります。口笛を吹くときのように唇をすぼめて、口から息を細く、そして長く吐く。唇のすぼめ方で吐き出す息の量がコントロールできるようになり、長く吐くことができるようになります。息を吐くときに腹筋に力を入れ、お腹、とくにおへそを内側に引き込むことを意識して、息を十分に吐き出してください。

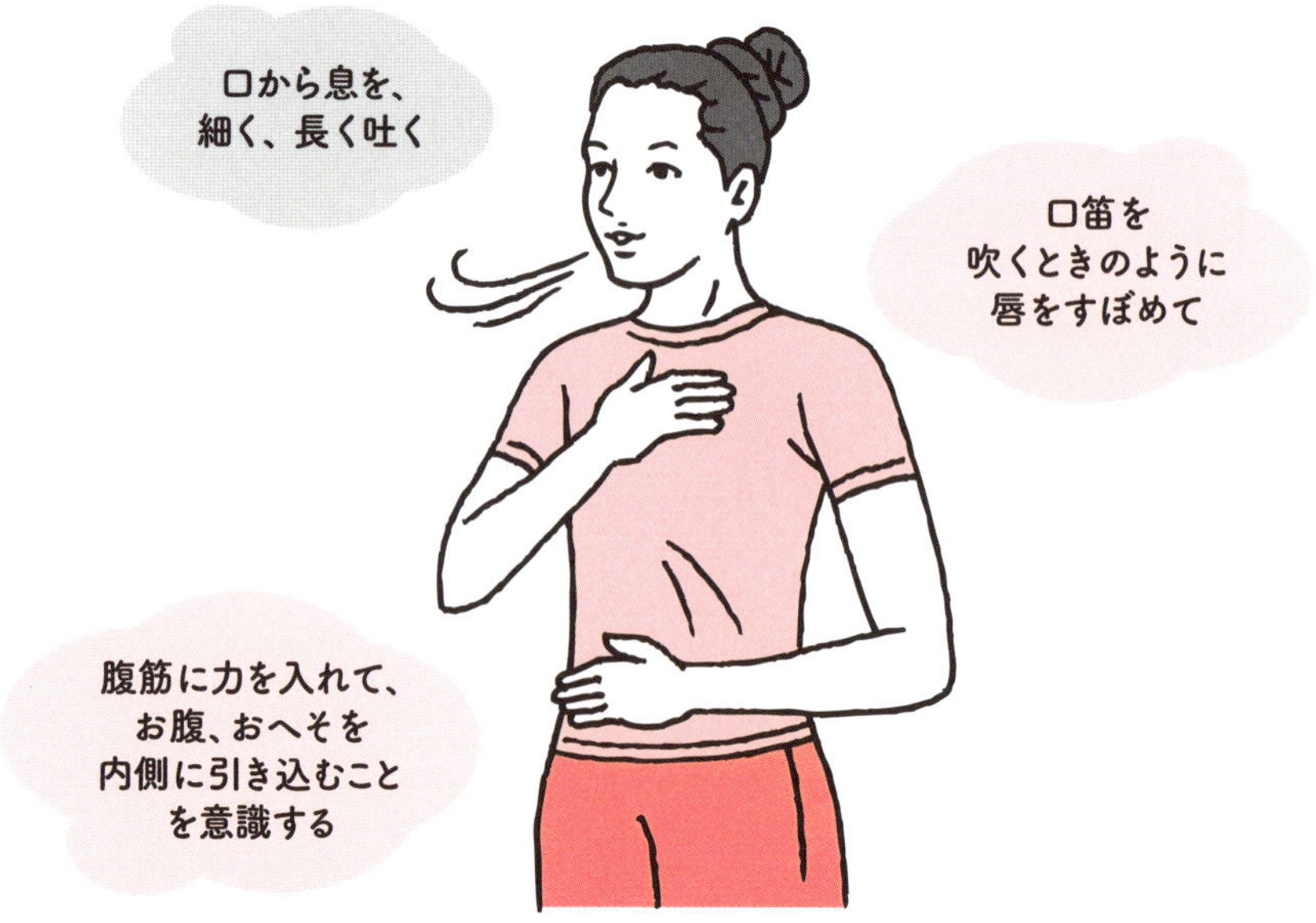

呼吸の基本ルール❷

吸うときは鼻から。腹筋を緩めることで息は自動的に肺に入ってくる

腹筋を使って息を吐き切ったあとは、その緊張した腹筋を緩めることで、息は自動的に肺に入ってきます。そのときに注意することは、鼻から息を吸う、という点です。お腹の緊張を緩め、鼻から息を吸います。お腹に空気が入ったら、お腹が膨らむように息を吸い続けます。このとき、力んで肩を上げないように、上半身はリラックスした状態をキープしてください。

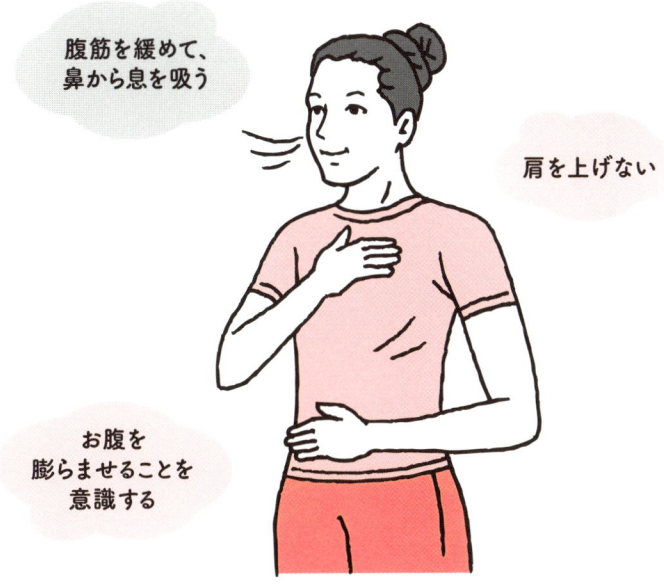

呼吸の基本ルール❸

呼吸練習時の体勢は座って。左手はお腹、右手は胸に当てて動きを確認する

呼吸法の効果を効率良く得るためには、エクササイズを行なうときの体勢もポイントになります。座位や立位、エクササイズによっては仰向けに寝て行なうものもあります。呼吸練習時は、イスに座って行なってみましょう。体勢は、イスに浅めに腰掛けて、背すじを伸ばします。左手はおへそに、右手は胸に当てます。これで体の動きを手で体感できるようになります。

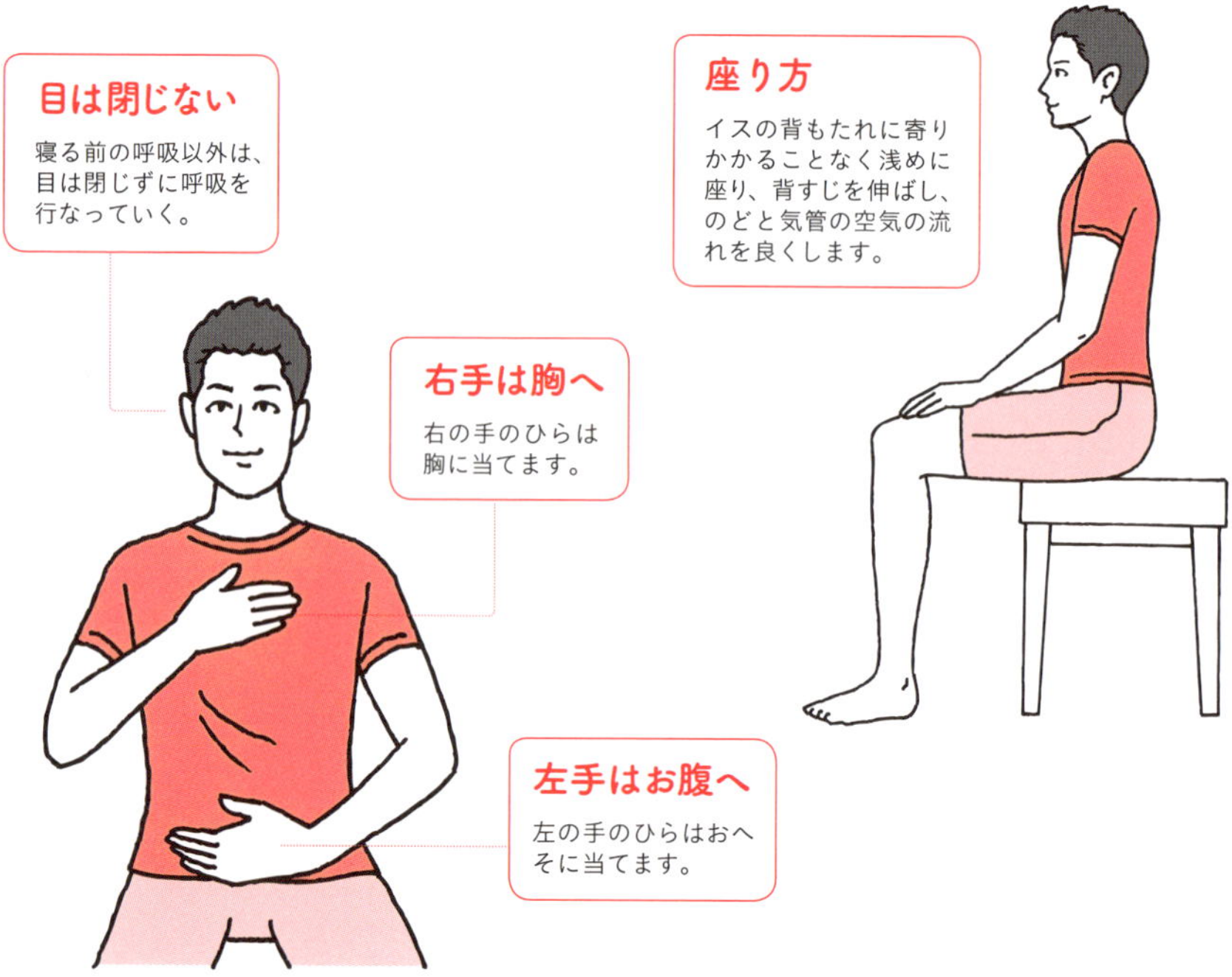
目は閉じない
寝る前の呼吸以外は、目は閉じずに呼吸を行なっていく。
右手は胸へ
右の手のひらは胸に当てます。
左手はお腹へ
左の手のひらはおへそに当てます。
座り方
イスの背もたれに寄りかかることなく浅めに座り、背すじを伸ばし、のどと気管の空気の流れを良くします。

リズムに合わせることでさまざまな効果が生まれる

もうひとつ、ボディリズムには、大きな特徴があります。それは、音楽のリズムにピッタリ合わせて呼吸をする、という点です。

呼吸を音楽のリズムにピッタリ合わせることで、ゆっくり息を吐く、だんだんと呼吸を深めていくといった、一聞すると難しい呼吸が長く容易に続けられます。呼吸をコントロールして、さまざまな効果を発揮させることが、自分でできるようになるのです。

リズムとは、すべての生命、すべての物質に共通する、振動や周期のエネルギーで、ボディリズムの概念のなかでもっとも大切な考え方です。自分のリズムを持っている人は、他人や外の現象のリズムを感じ取ることができるようになり、コミュニケーション力が高まります。自らをリズムにのせることで、周りとのハーモニーが生まれる、といいかえることもできるでしょう。音楽に合わせて呼吸をするボディリズム呼吸法で、リズムのある生活を心がけたいものです。

Practice
実践！

習メニュー」00 1

※付属CDを聴きながらやってみましょう。
サイン音の解説を収録しています。

CD
トラック1
00-1
練習メニュー1

音楽の標識「サイン音」でだれでも簡単に！

音楽のリズムに合わせて息を吐いたり吸ったりするボディリズム呼吸法には、その呼吸のタイミングをだれでも簡単に理解できるよう、独自の工夫が組み込まれています。それが、音楽に入っている「サイン音」です。これは、いうなれば音楽の標識。サイン音は４つあります。

息を吐く直前の「タタタトン」というサイン音をきっかけに、そのあとの「ポーーーーン」というサイン音で息を吐き始めます。「チッ・チッ」は息の吐き終わりの合図。そして、「ピューン」というサイン音で緊張した腹筋を緩めて息を吸います。

このサイン音さえ最初に覚えてしまえば、音楽に合わせて息を吐いたり吸ったりするのはとても簡単。実際にCDを聴いて練習してみましょう。

ボディリズム呼吸法「練

● 「サイン音」は4つ、CDで実際に聴いてみましょう ●

息を吐く直前のサイン音

♪「タタタトン」

ボディリズム呼吸法は吐くところから始まります。
このサイン音で、息を吐く準備を。

▼
▼
▼

息を吐く

♪「ポーーーーン」

息を吐き始めます。
口から息を、細く、長く吐いていきましょう。

▼
▼
▼
▼

息の吐き終わり

♪「チッ・チッ」

腹筋に力を入れ、お腹、とくにおへそをへこまし、
息を吐き切ります。

▼
▼
▼
▼

息を吸う

♪「ピューーン」

鼻から息を吸いましょう。緊張した腹筋を
緩めれば、息は自然に肺に入ってきます。

※息が苦しくなった場合は、無理をしないでご自分のペースで呼吸してください。

00 2

CD トラック2
00-2
練習メニュー2

※付属CDを聴きながらやってみましょう。
音楽とサイン音、解説を収録しています。

リズムに合わせて呼吸をする基本練習

ボディリズム呼吸法のエクササイズは、音楽のリズムに合わせて呼吸をしていきます。まずは、音楽を聴いて、リズムに合わせて息を吐いたり吸ったりする練習をしてみましょう。

リズム感覚の習得は、リズムを数えるところから始まります。音楽の前奏が始まったら、1、2、3、4、と心の中で拍子を数えてみましょう。同時に、呼吸をする準備として、息を吐いていきます。「チッ・チッ」という合図で吐き終わり、「ピューン」というサイン音で鼻から息を吸います。「タタタトン」は吐く直前の合図。そして、次の繰り返しの頭から1回目の呼吸。「ポーーーーン」のサイン音で、腹筋を使って息を吐いていきます。そのあとは、同じようにして、音楽のエンディングまで呼吸を繰り返します。

「呼吸譜面」で音楽と呼吸の構成をイメージしよう

音楽スタート

息を吐いていきましょう

練習メニューの音楽は、4/4拍子で、4小節（16拍）で息を吐き、2小節（8拍）で息を吸います。音楽が始まったら、息を吐いていきましょう。

息を吸います

サイン音が聞こえます。「チッ・チッ」は吐き終わりの合図。「ピューン」で鼻から息を吸います。「タタタトン」と聞こえたら、息を吐く準備を。

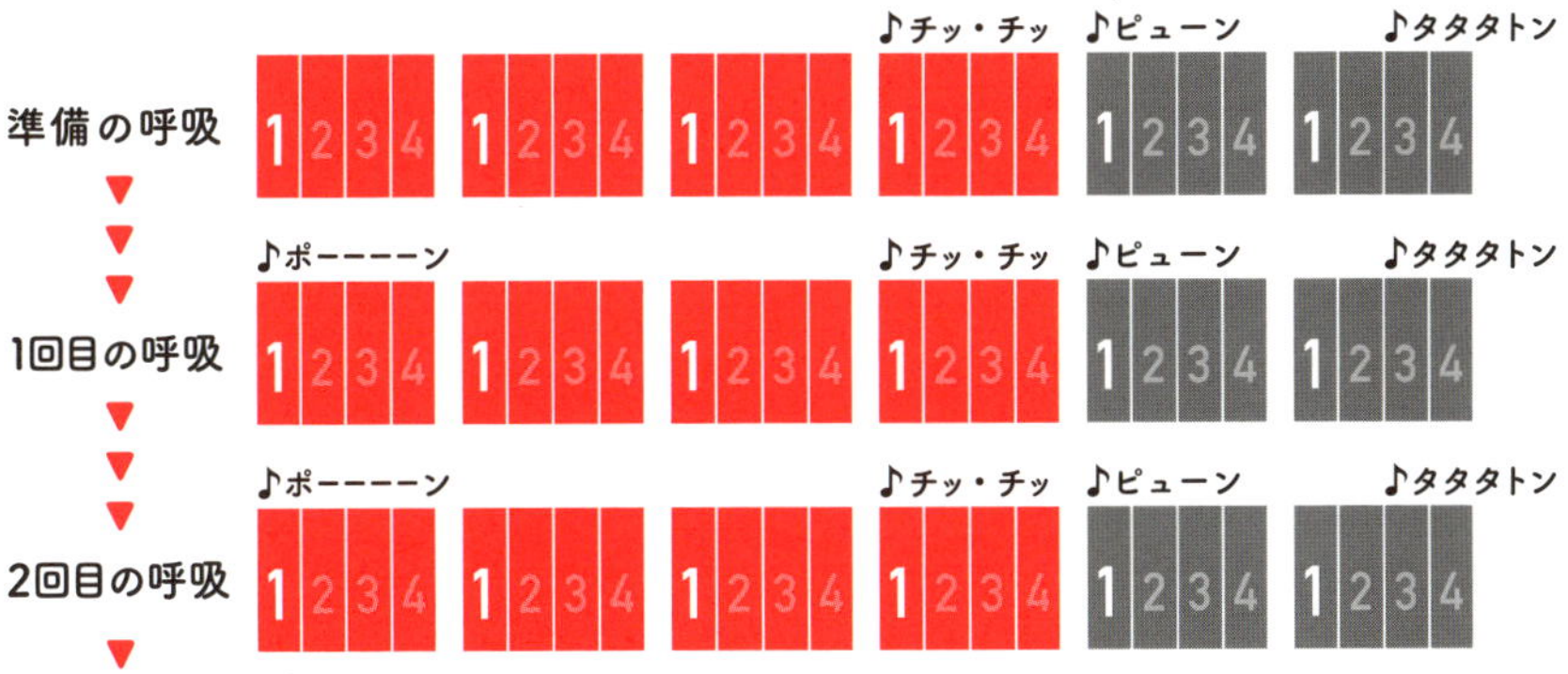

息を吐きます このオレンジ色の部分は、息を吐いている時間。「ポーーーーン」のサイン音で息を吐き始め、口から細く、長く吐きます。

音楽に合わせて、呼吸とエクササイズを繰り返します。1曲は1～2分の長さで、5～24回の呼吸が行なえるように作曲しています。目的や体調によっては、音楽をリピートしてもOK。

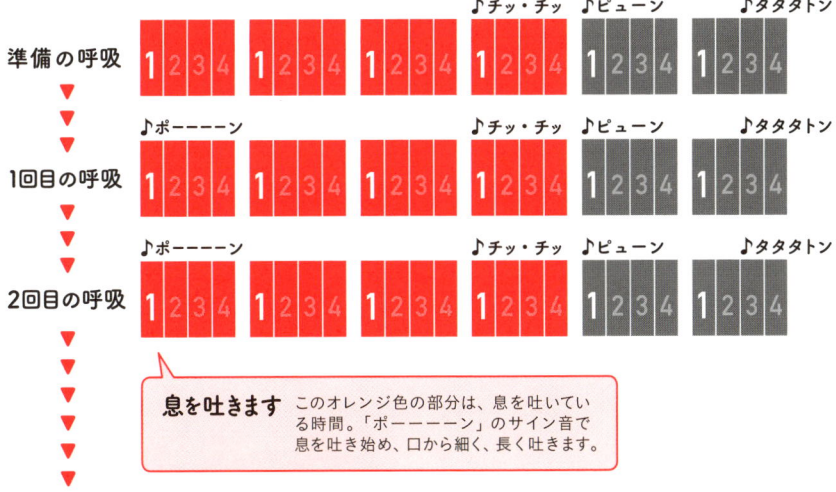

Basic Program
実践!

本プログラム」

日常のシーンで呼吸を意識!
呼吸の質を向上させるエクササイズ

呼吸練習を自然に、かつ継続的にできるように、独自の音楽を作曲。その音楽を使ったボディリズムの基本プログラムを紹介します。朝、目覚めたときから、活動して、夜、眠りにつくときまで、毎日の5つのシーンで呼吸エクササイズを行ないます。「01目覚めスッキリ呼吸」は、目覚まし時計代わりに活用するのもおすすめ。これら5つの呼吸エクササイズを繰り返していると、呼吸に対する意識が生活習慣になり、いつのまにか日々の呼吸の質がアップしているはずです。

「目覚めスッキリ呼吸」を行なっているときのセロトニン脳波を測定

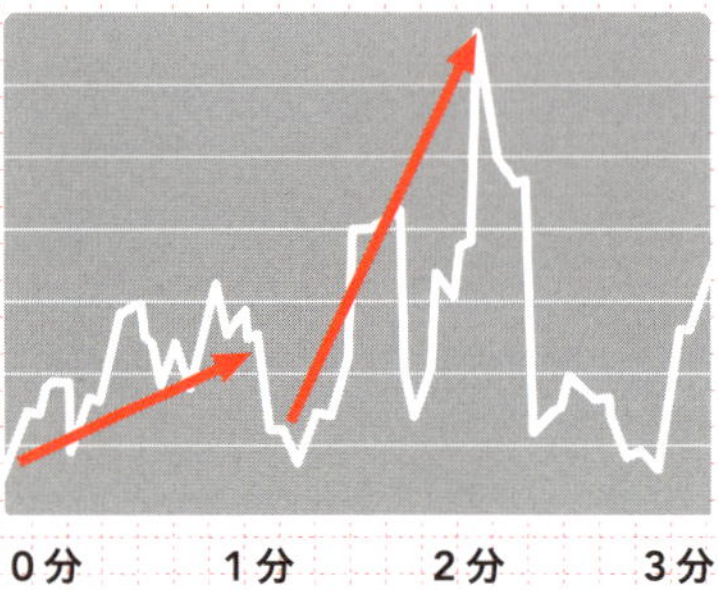

脳波とは、脳の心電図のようなもの。α波のなかでも、セロトニン分泌時は、α2（アルファツー）という脳波が出ています。左記の測定データは、「目覚めスッキリ呼吸」を2回続けて行なったときのもの（約3分）。開始してすぐにα2が出始め、2回目にはα2がより増えていることがわかります。

日々の呼吸をレベルアップする

「基

朝一番、お布団の中で

01 目覚めスッキリ呼吸

起きてすぐ、交感神経のスイッチを入れましょう。

通勤時、駅へ歩いて向かう間に

02 ウォーキング呼吸

歩きながら腹筋呼吸を行なう効率の良いエクササイズ。

電車やバスでの移動中に

03 時間有効活用呼吸

ざわついた場所でも呼吸に没頭できる「集中」の呼吸法。

日中、仕事や作業の合間に

04 一段落呼吸

高ぶった交感神経を抑え、リラックスをもたらします。

夜、布団に入って眠る前に

05 グッスリ眠れる呼吸

ゆったりとした3拍子のリズムに身をゆだねて……。

01

朝一番、お布団の中で
目覚めスッキリ呼吸

CD
トラック3
01a
目覚めスッキリ呼吸
トラック4
01b
目覚めスッキリ呼吸

※ aは解説あり、bは解説なしです。

目覚めたとき、心も体もまだ半分寝ています。そのまま起きて活動したとしても、心も体もあなたの行動にはついていけません。音楽は4拍子、心地よい和音で、心と体に爽やかな刺激を与えるリズムになっています。そのリズムに合わせて、朝一番に、お腹を動かす呼吸をすることによって、交感神経にスイッチを入れ、心と体に朝が来たことを伝えてあげましょう。

Ready 体勢

起きてすぐ行ないます。仰向けで、左右の手のひらを重ねてお腹に乗せます。

こんな悩みや不安に！

- ☑ 寝起きはぼーっとしている
- ☑ 目が覚めても布団から出られない
- ☑ 朝から疲れていると感じる

目覚めスッキリ呼吸のイメージ

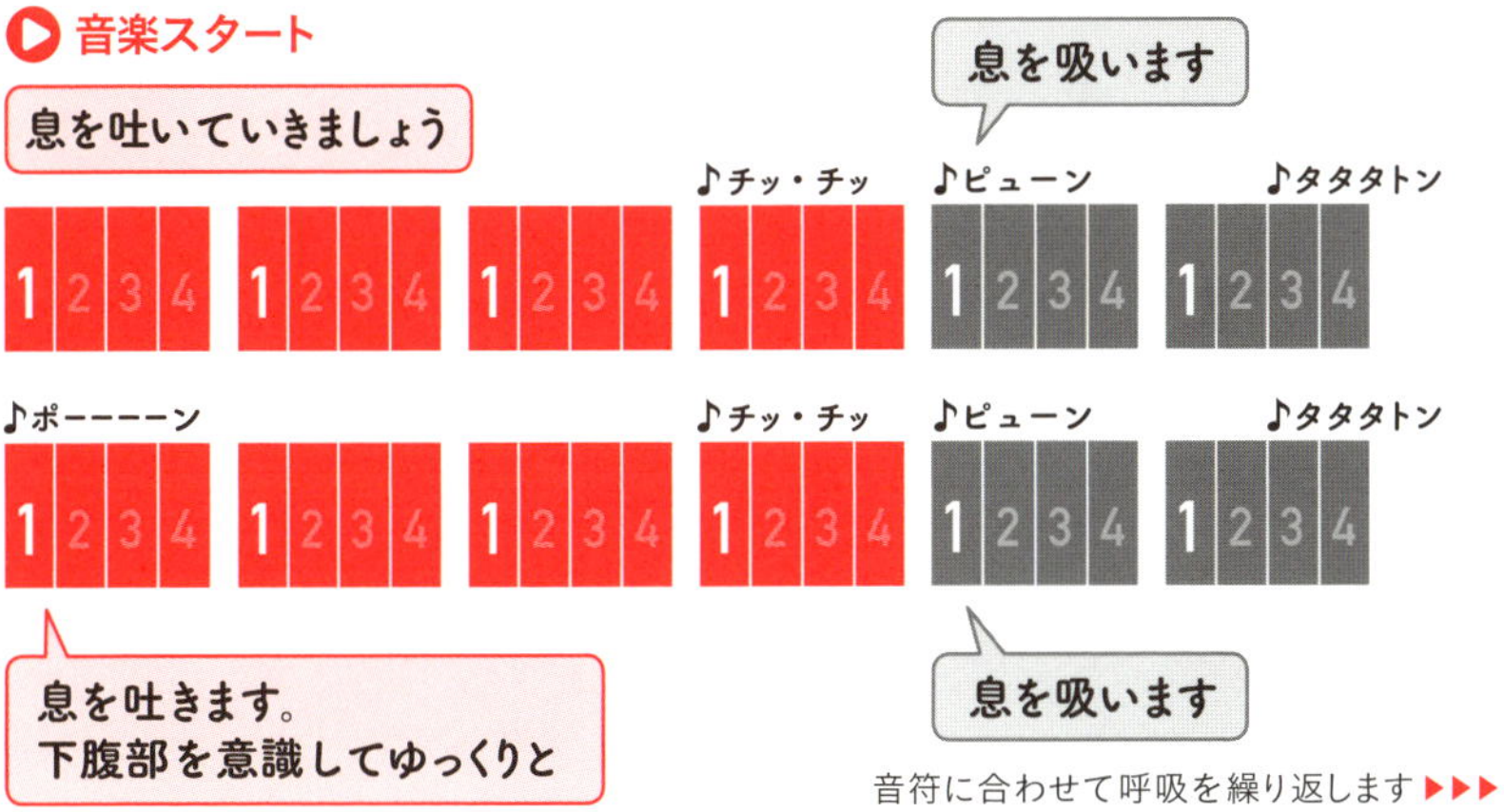
音楽スタート
息を吐いていきましょう
息を吸います
♪チッ・チッ
♪ピューン
♪タタタトン
1 2 3 4 1 2 3 4 1 2 3 4 1 2 3 4 1 2 3 4 1 2 3 4
♪ポーーーーン
♪チッ・チッ
♪ピューン
♪タタタトン
1 2 3 4 1 2 3 4 1 2 3 4 1 2 3 4 1 2 3 4 1 2 3 4
息を吐きます。
下腹部を意識してゆっくりと
息を吸います
音符に合わせて呼吸を繰り返します ▶▶▶

Point 呼吸

息を口から吐いてお腹を沈ませます。鼻から息を吸ってお腹を隆起させます。

Point 動き

吐くときは腹筋に力を入れて。手でお腹の動きを確認しながら呼吸を繰り返します。

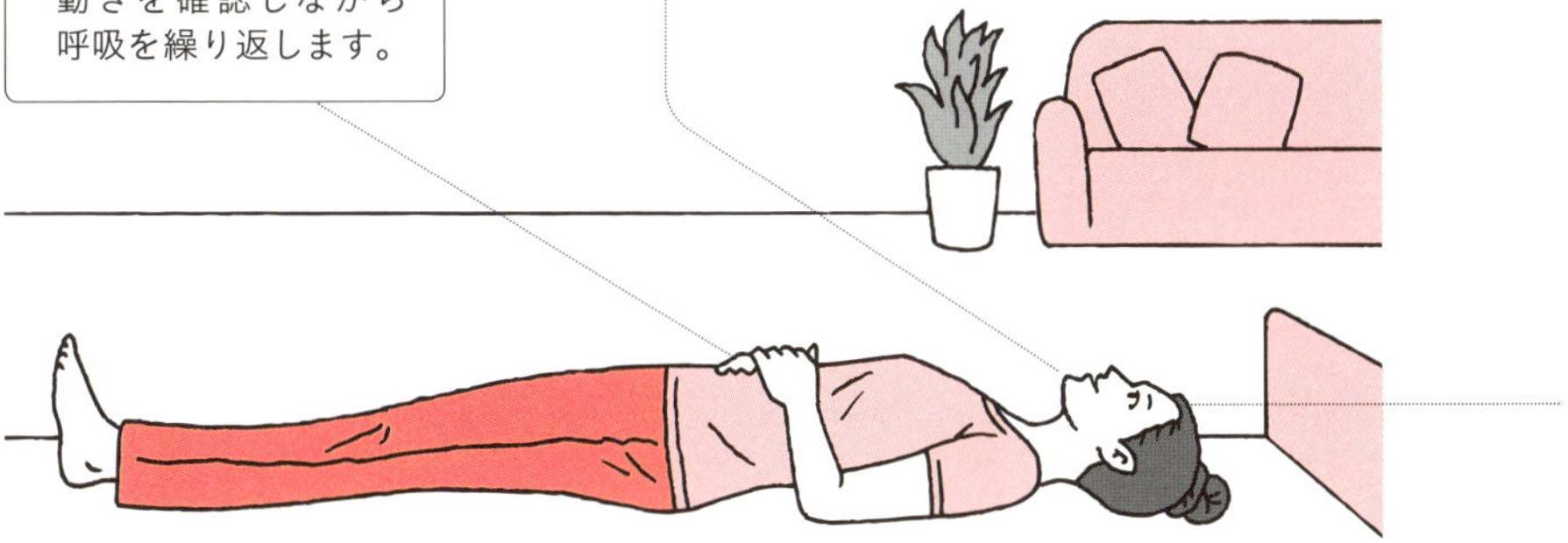

02

ウォーキング呼吸

通勤時、駅へ歩いて向かう間に

CD
トラック5
02a
ウォーキング呼吸
トラック6
02b
ウォーキング呼吸

※aは解説あり、bは解説なしです。

ウォーキングと呼吸は人間の生まれ持った根源的なリズム運動です。よって呼吸の練習は歩きながら行なうのがベスト。おすすめのウォーキング呼吸のパターンは、６歩で息を吐き、４歩で息を吸う「64ウォーキング」というエクササイズ。息を吐く時間が長い変則的なリズムに呼吸を合わせることで、自律神経が整い、集中力が高まります。

Ready 体勢

音楽のテンポに合う、一番楽なウォーキング体勢で行ないます。

こんな悩みや不安に！

- 移動時間が惜しいほど忙しい
- 運動不足
- 呼吸法をする時間がとれない

ウォーキング呼吸のイメージ

▶ 音楽スタート

息を吐いていきましょう

息を吸います

♪				♪チッ・チッ		♪ピューン		♪タタタトン	
1	2	3	4	5	6	1	2	3	4

♪ポーーーーン				♪チッ・チッ		♪ピューン		♪タタタトン	
1	2	3	4	5	6	1	2	3	4

息を吐きます。
6歩で吐いて……

4歩で息を吸います

歩きながら呼吸を繰り返します▶▶▶

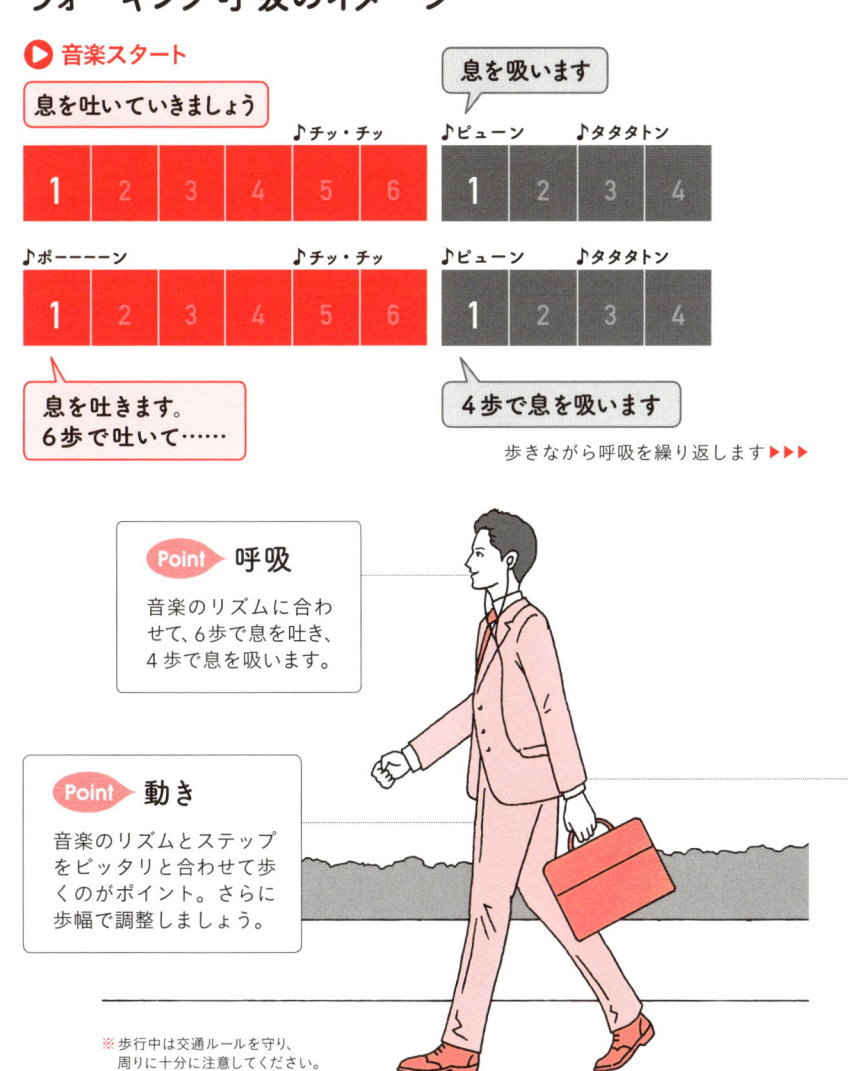

Point 呼吸

音楽のリズムに合わせて、6歩で息を吐き、4歩で息を吸います。

Point 動き

音楽のリズムとステップをピッタリと合わせて歩くのがポイント。さらに歩幅で調整しましょう。

※歩行中は交通ルールを守り、周りに十分に注意してください。

電車やバスでの移動中に

時間有効活用呼吸

03

CD
トラック7
03a
時間有効活用呼吸
トラック8
03b
時間有効活用呼吸

※aは解説あり、bは解説なしです。

電車の中で集中することは難しいもの。でも、音楽のリズムがあれば意識を脳に向かわせ、集中させることが可能になります。そのために作曲した音楽は風変わりな5拍子。リズムの個性が強く出る5拍子の音楽は慣れると呼吸に集中しやすく、雑念が頭から消え、心身を覚醒させてくれます。これは、さまざまなシチュエーションでも使える「集中」の呼吸エクササイズです。

Ready 体勢

立位でも座位でも可能。周りを配慮しながら、背すじを伸ばして行ないましょう。

こんな悩みや不安に！

- 多忙で心も体も疲れている
- 車内ではSNSで時間をつぶしている
- 呼吸法をする時間がとれない

時間有効活用呼吸のイメージ

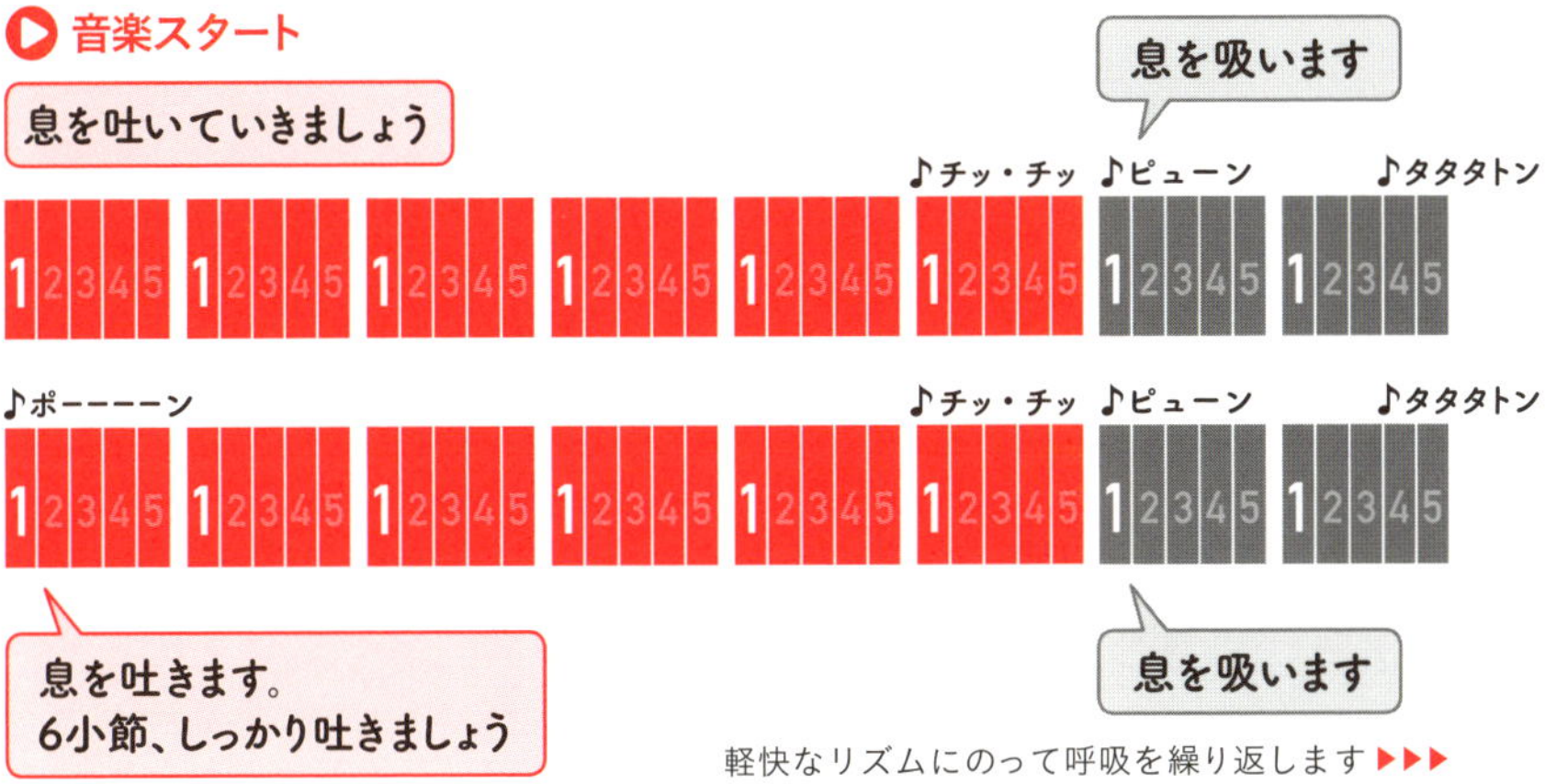
音楽スタート
息を吐いていきましょう
息を吸います
♪チッ・チッ
♪ピューン
♪タタタトン
1 2 3 4 5
♪ポーーーーン
♪チッ・チッ
♪ピューン
♪タタタトン
息を吐きます。
6小節、しっかり吐きましょう
息を吸います

軽快なリズムにのって呼吸を繰り返します ▶▶▶

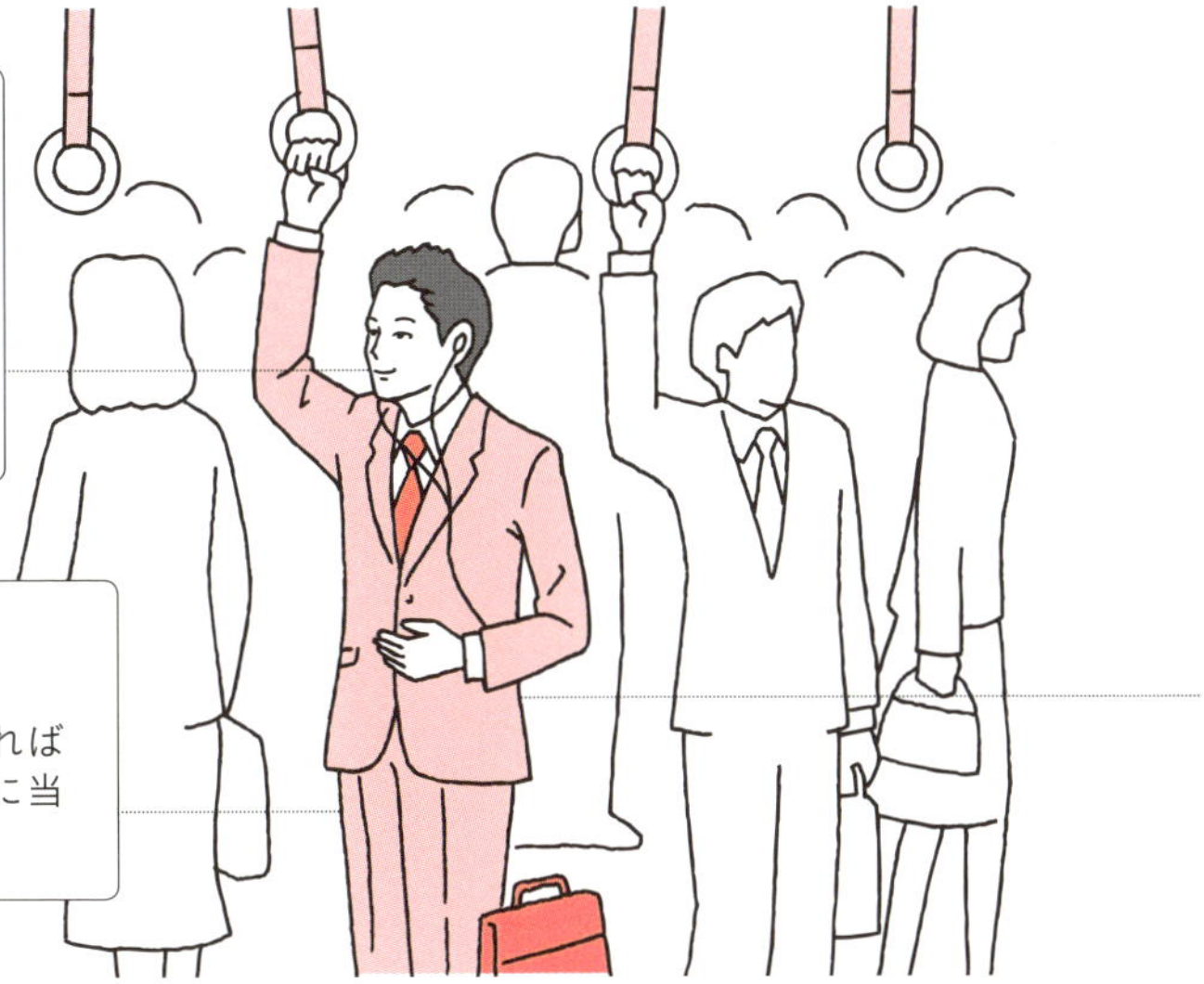

Point 呼吸

5拍子の音楽に合わせて呼吸します。慣れてきたら、吐くとき、口ではなく鼻で吐くようにしてみましょう。

Point 動き

片手が空いていれば手のひらをお腹に当てて行ないます。

04

CD
トラック9
04a
一段落呼吸
トラック10
04b
一段落呼吸

※aは解説あり、bは解説なしです。

日中、仕事や作業の合間に

一段落呼吸

デスクワークなどを続けていると、肩周りや背中側の筋肉が硬くなり、血流が滞って自律神経のバランスもくずれてきます。肩甲骨や腕を動かすことで、胸や背部にある呼吸筋をストレッチ。ゆっくりとした呼吸によって筋肉の緊張が緩み、リラックスをもたらす効果があります。腕の動きと合わせて息をしっかり吸うことで、交感神経が適度に活性化され集中力を取り戻します。

こんな悩みや不安に！

- 長時間、息つく暇なく仕事をしている
- 午後、仕事の生産性がダウンする
- ランチのあと、眠くなる

Ready

体勢

基本は立位、座位でも可能。まずは、左右の手を背中側で組みます。

Point

呼吸と動き❶

息を吸いながら腕を引き上げて、吐きながらゆっくり下ろします。

一段落呼吸のイメージ

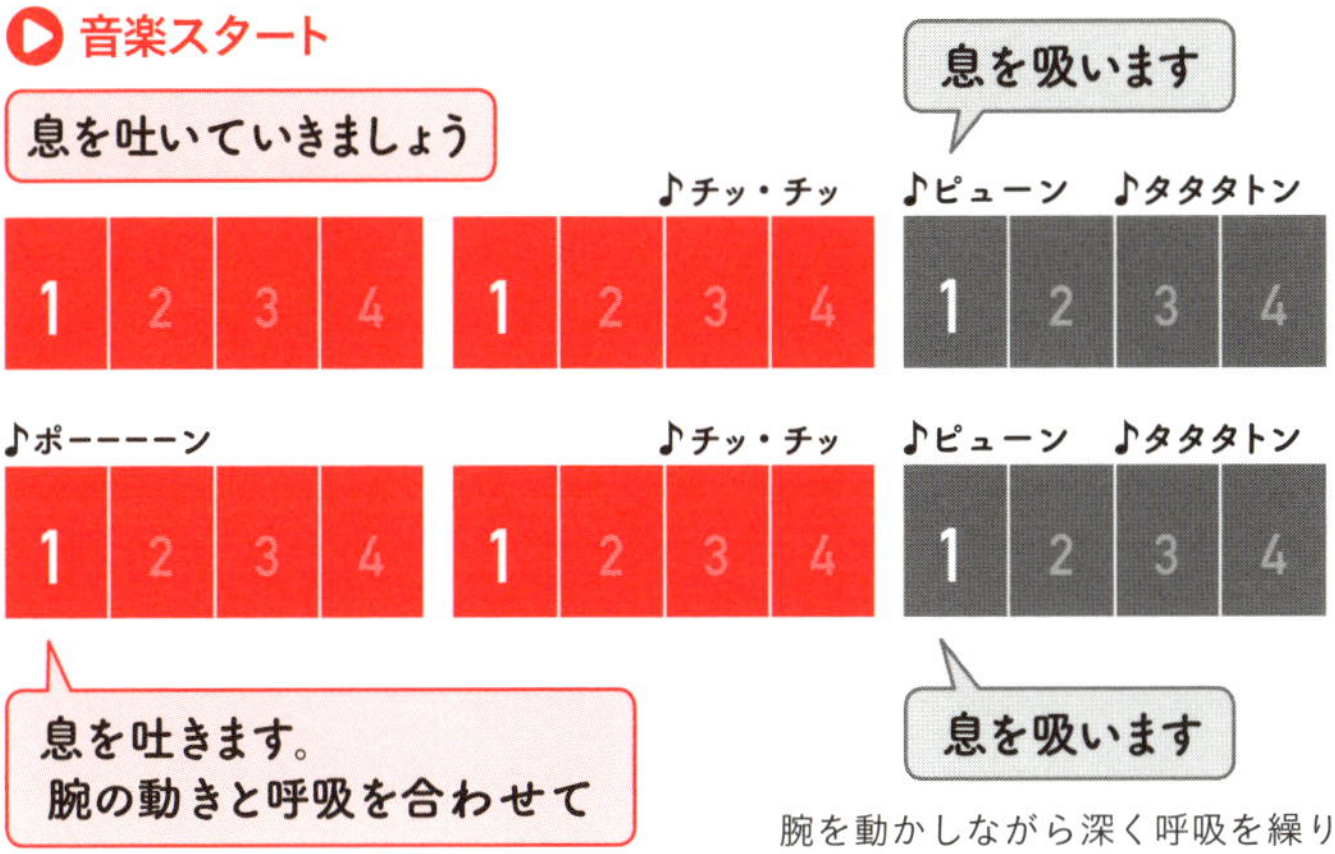
音楽スタート
息を吐いていきましょう
息を吸います
♪チッ・チッ
♪ピューン
♪タタタトン
1 2 3 4
1 2 3 4
1 2 3 4
♪ポーーーーン
♪チッ・チッ
♪ピューン
♪タタタトン
1 2 3 4
1 2 3 4
1 2 3 4
息を吐きます。
腕の動きと呼吸を合わせて
息を吸います

腕を動かしながら深く呼吸を繰り返します▶▶▶

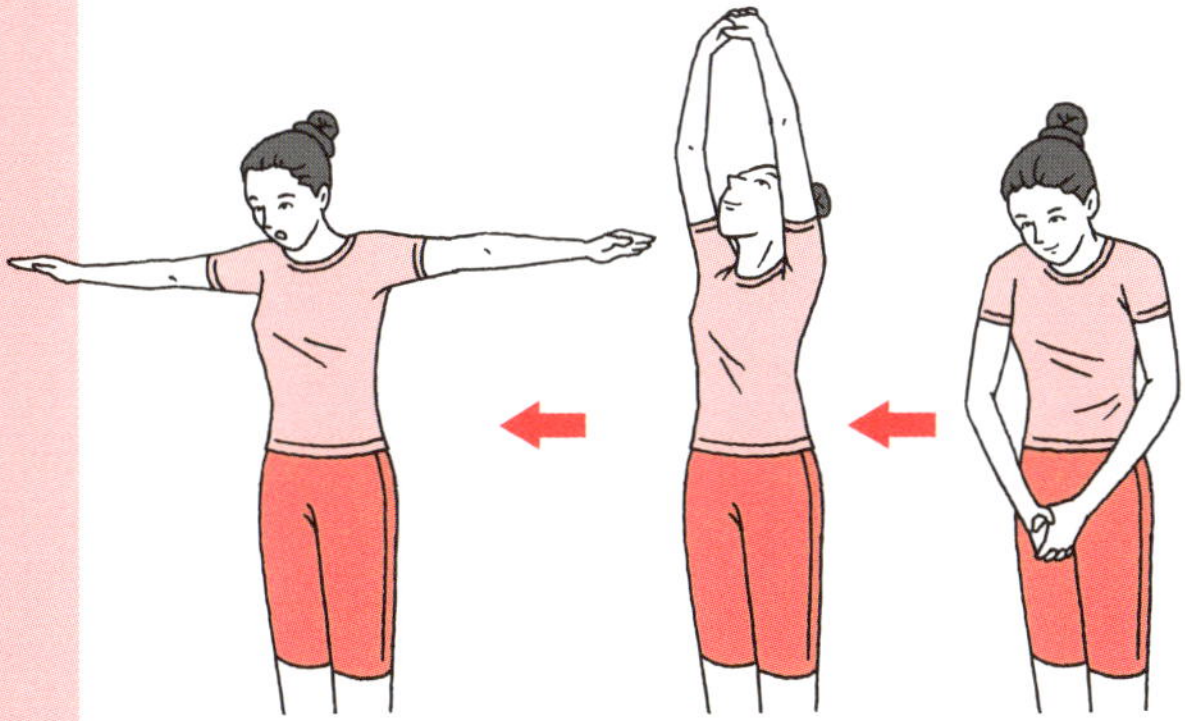

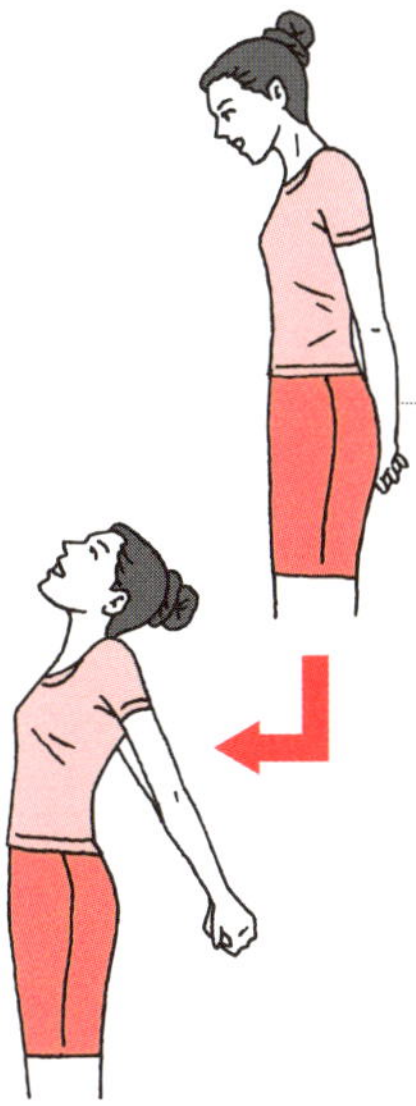

Point 呼吸と動き❷

音楽の後半は動きを変えてより深い呼吸をします。左右の手をお腹側で組み、息を吐きます。息を吸いながら腕を頭上へ伸ばし、息を吐きながら腕を体の横に下ろします。

05

CD
トラック11
05a
グッスリ眠れる呼吸
トラック12
05b
グッスリ眠れる呼吸

※aは解説あり、bは解説なしです。

夜、布団に入って眠る前に

グッスリ眠れる呼吸

睡眠導入の呼吸法は吐く息を長くするのがポイント。ただし頭で考えすぎるのは逆効果。そのため、「グッスリ眠れる呼吸」は、リラックス時の心臓鼓動に近い、ゆったりとした3拍子の音楽になっています。リズムに身をゆだねることで、自然で深い呼吸になり、安心感が深まります。同時に、副交感神経を働かせて脈拍をゆっくりにし、体の内部の温度を下げて眠りに入りやすくします。

Ready 体勢

布団に仰向けになり、手は体の横に置くか、お腹の上に重ねます(緊張感が生まれるので手は組まない)。

こんな悩みや不安に!

- 寝るときも仕事のことを考えてしまう
- 夜中に何度も目が覚めてしまう
- 布団に入ってもなかなか寝付けない

グッスリ眠れる呼吸のイメージ

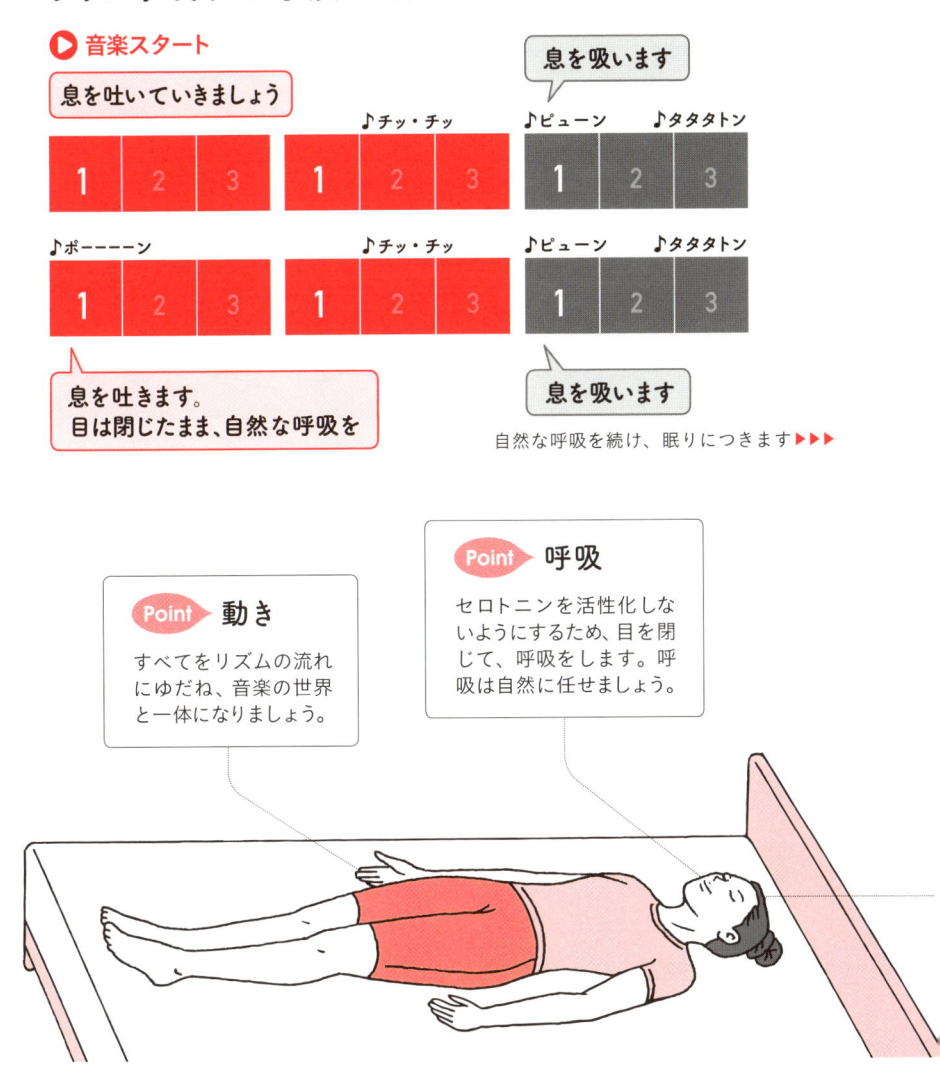

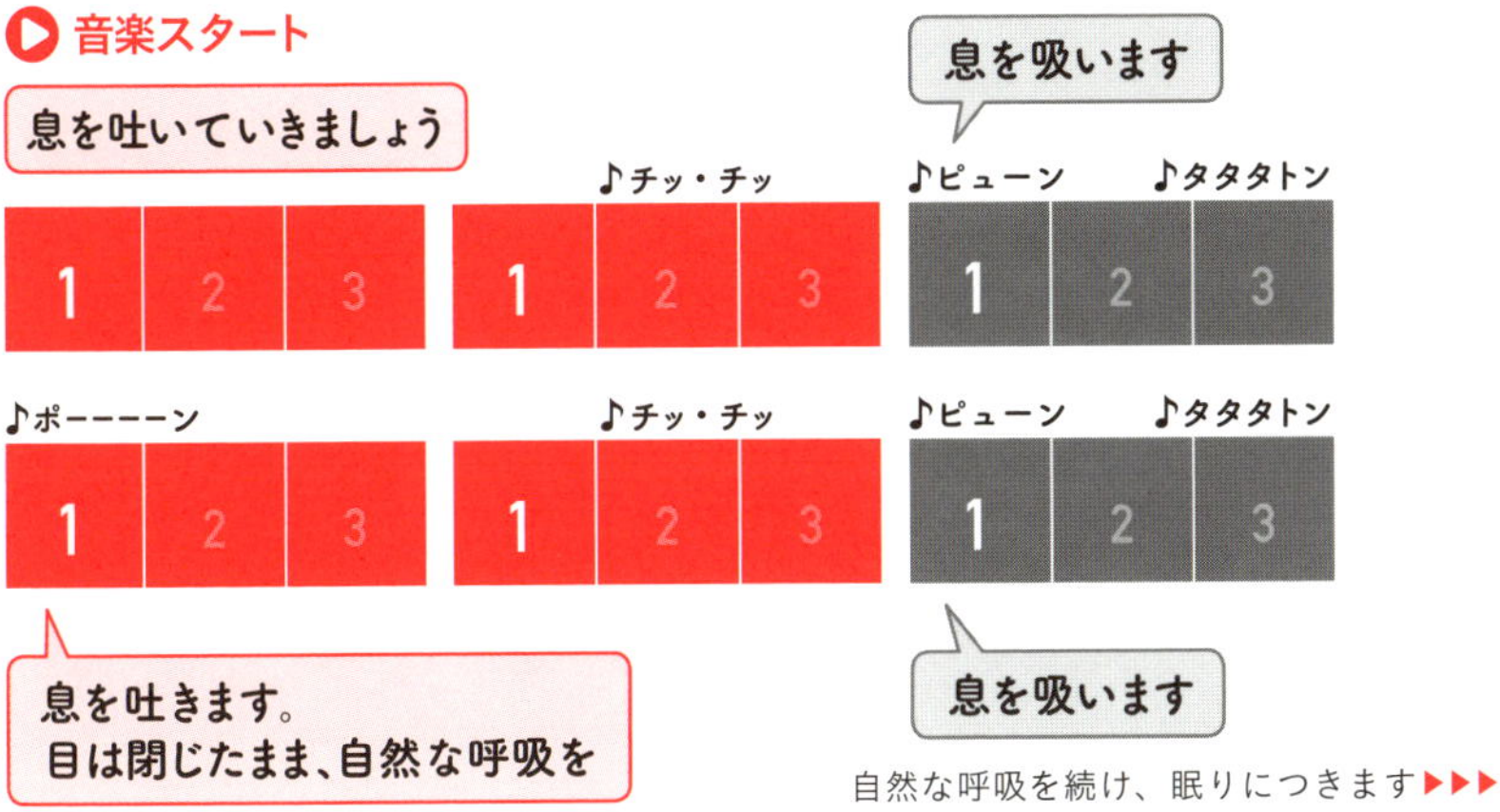
音楽スタート
息を吐いていきましょう
1 2 3
♪チッ・チッ
1 2 3
息を吸います
♪ピューン
1
♪タタタトン
2 3
♪ポーーーーン
1 2 3
♪チッ・チッ
1 2 3
♪ピューン
1
♪タタタトン
2 3
息を吐きます。
目は閉じたまま、自然な呼吸を
息を吸います
自然な呼吸を続け、眠りにつきます▶▶▶

Point 呼吸

セロトニンを活性化しないようにするため、目を閉じて、呼吸をします。呼吸は自然に任せましょう。

Point 動き

すべてをリズムの流れにゆだね、音楽の世界と一体になりましょう。

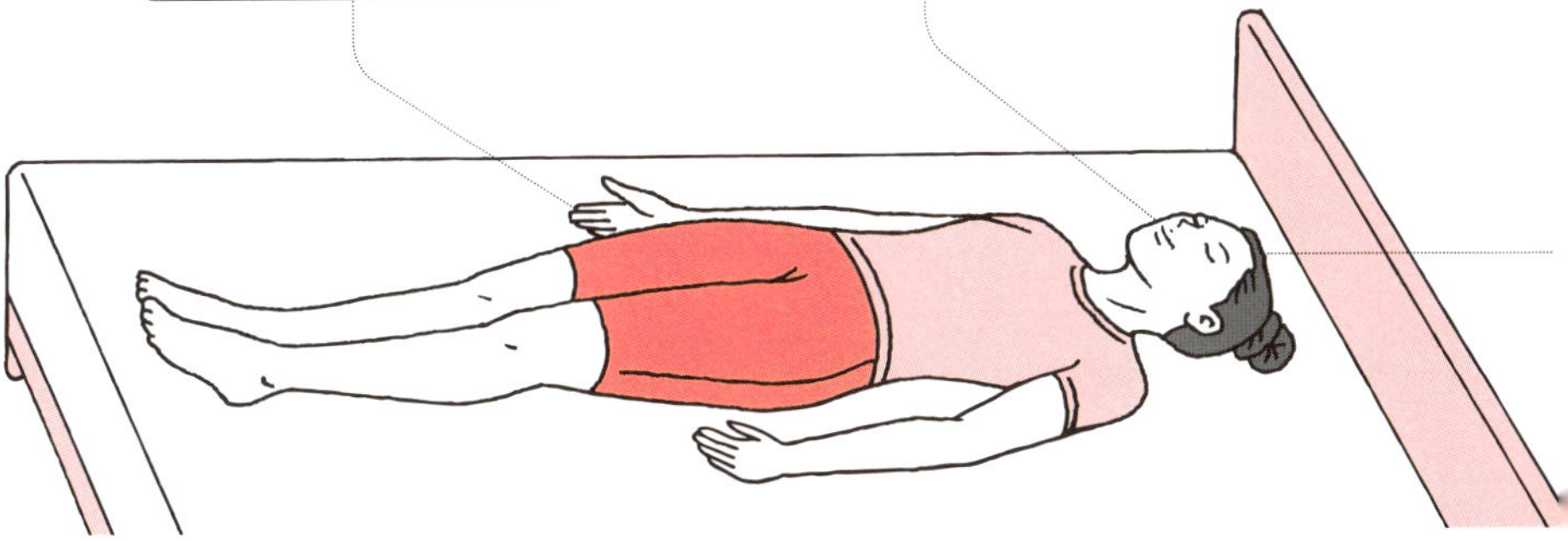

別プログラム」

Advance Program
実践!

必要なときに、必要な効果を
自分でつくり出せるエクササイズ

呼吸への意識がもてるようになると、日常のなかで起きる具体的なできごとに対処する手段として、呼吸法を活用することができるようになってきます。それは、無意識下で人間の生命活動をつかさどっている自律神経に対し、意識的に行なう呼吸法だけは、平常心、本番力、集中力の向上をコントロールすることができる唯一の方法だから。

それらは、セロトニン脳波を増加させることで可能になります。必要なときに、必要な効果を瞬時に自分でつくり出すことができる、ボディリズム呼吸法の目的別プログラムを紹介します。

「疲労回復呼吸」を行なっているときのセロトニン脳波を測定

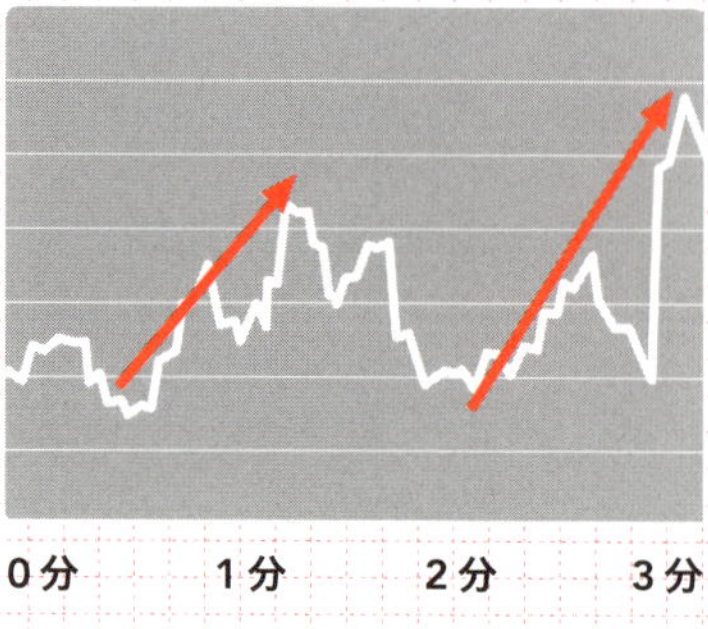

セロトニン濃度の増加は、すっきり爽快な気分のときに出るα2(アルファツー)という脳波の変化で知ることができます。左記の測定データは、「疲労回復呼吸」を2回続けて行なったときもの(約3分)。開始してすぐにα2が出始め、2回目にはα2がより増えていることがわかります。

いざというときに活かす「目的

肩こりや目の疲れを感じたら

06 疲労回復呼吸

腹筋呼吸のリズム運動に眼球の運動を加えたエクササイズ。

マズイ、睡魔が襲ってきた！

07 眠気スッキリ呼吸

8拍の深い吸気で交感神経を刺激して眠気を解消。

落ち着いて本来の力を発揮したい

08 自分を取り戻す呼吸

深い呼吸に集中できるストレッチの手法で、平常心に。

気持ちを引き出して自信を育む

09 自信アップ呼吸

不安や雑念を吐き出し、吸うときに自分を信じる力を習得。

雑念を消して脳を目覚めさせる

10 気持ち切り替え呼吸

手に当たる空気の感覚が触覚を刺激し、脳が目覚める。

06

肩こりや目の疲れを感じたら
疲労回復呼吸

CD
トラック13
06a
疲労回復呼吸

トラック14
06b
疲労回復呼吸

※aは解説あり、bは解説なしです。

セロトニンの活性化には、呼吸法などのリズム運動のほか、眼球の水平移動運動も大きく関わっていることが医学的研究で明らかになっています。音楽は、眼球のスムーズな動きをガイドしてくれる、3拍子のメトロノームリズム。眼球を左右に動かしながらゆっくりとした深い呼吸を行なうことで、副交感神経を働かせ、血管を拡張し、血液の流れを良くして疲労物質を除去しましょう。

Ready 体勢

基本は座位、立位でも可能。正面を見ます。

Point 呼吸

4小節（12拍）で息を吐き、2小節（6拍）で息を吸います。

こんな悩みや不安に！

- ☑ 肩や腰がガチガチで、体がだるい
- ☑ 頭がぼーっとしてしまう
- ☑ 「疲れてる？」と聞かれてしまった

疲労回復呼吸のイメージ

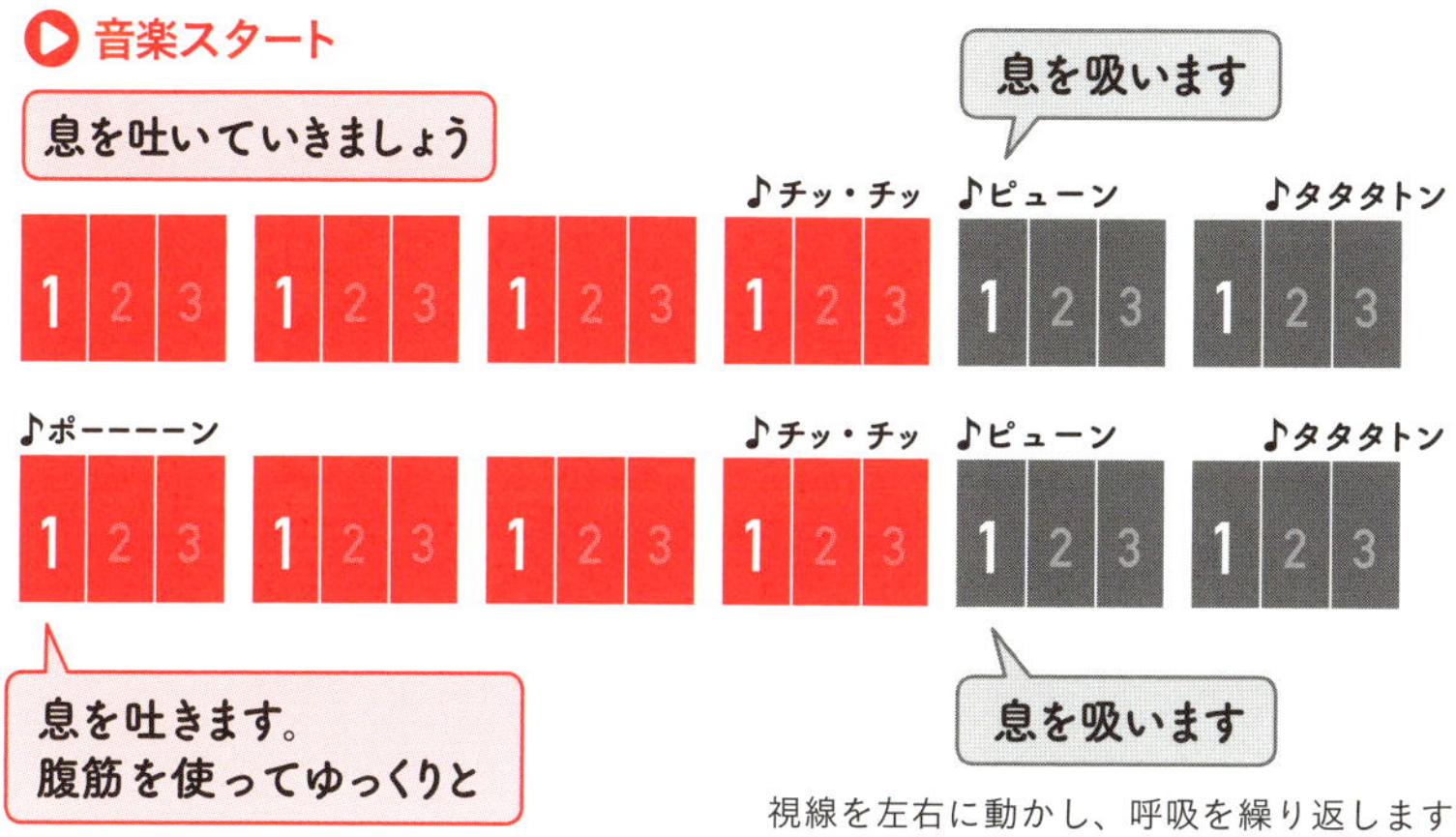
音楽スタート
息を吐いていきましょう
息を吸います
♪チッ・チッ
♪ピューン
♪タタタトン
1 2 3
♪ポーーーーン
息を吐きます。
腹筋を使ってゆっくりと

視線を左右に動かし、呼吸を繰り返します▶▶▶

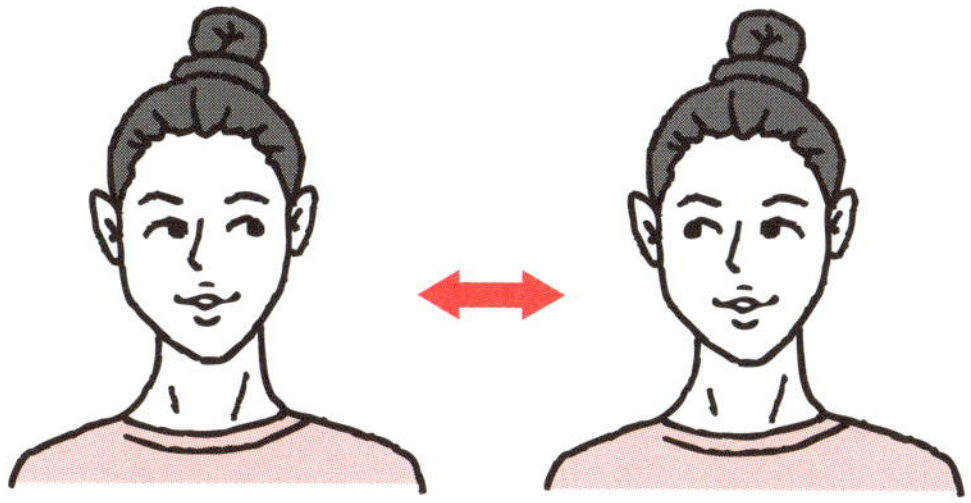

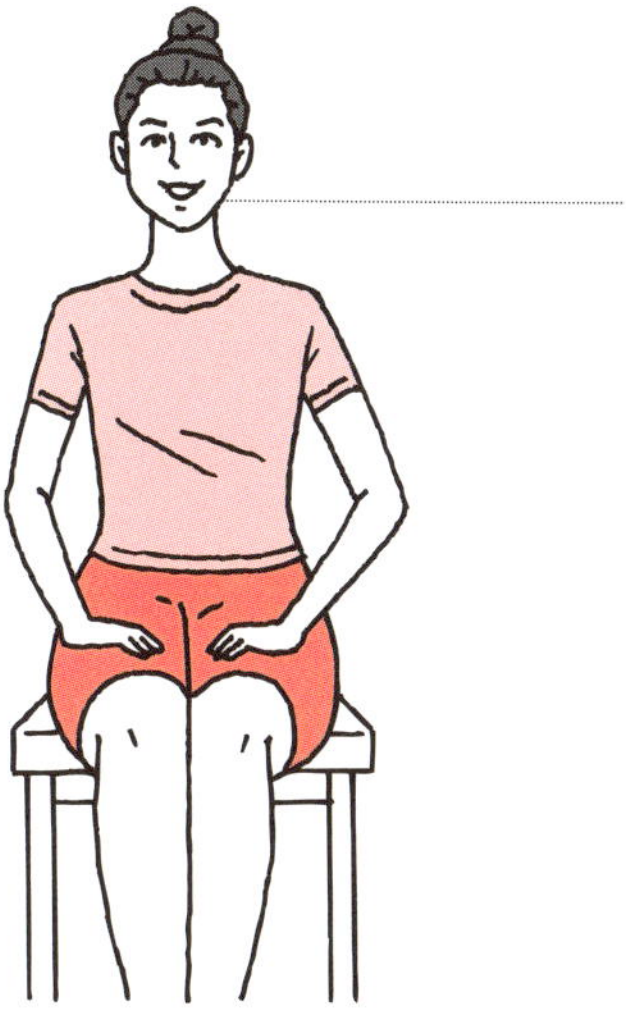

Point 動き

3拍子のリズムに合わせて眼球を左右に動かします。1、2で視線を左へ移動、3でターンして右へ移動、次の3でターンしてまた左へ。

07

眠気スッキリ呼吸

マズイ、睡魔が襲ってきた！

CD
トラック15
07a
眠気スッキリ呼吸
トラック16
07b
眠気スッキリ呼吸

※aは解説あり、bは解説なしです。

眠くなったときの呼吸法による対処は、息を吸うこと。そのため、このエクササイズは、息を吸うときの動作を3つに分けています。「お腹を膨らませて息を吸う」に続き、「胸を上げて息を吸う」、さらに「肩を上げて息を吸う」。この8拍の深い吸気は交感神経を刺激し、眠気の解消につながります。そして、息を吸い切ったあと一気に脱力することで、上半身の力みが抜け、緊張がほぐれ、頭がスッキリします。

こんな悩みや不安に！

- ☑ 日中、眠くなってしまう
- ☑ 長時間の会議中にぼーっとしてしまう
- ☑ お昼休憩のあと、眠くなりがち

Ready 体勢

基本は座位、立位でも可能。左右の手のひらを胸とお腹に当てます。

眠気スッキリ呼吸のイメージ

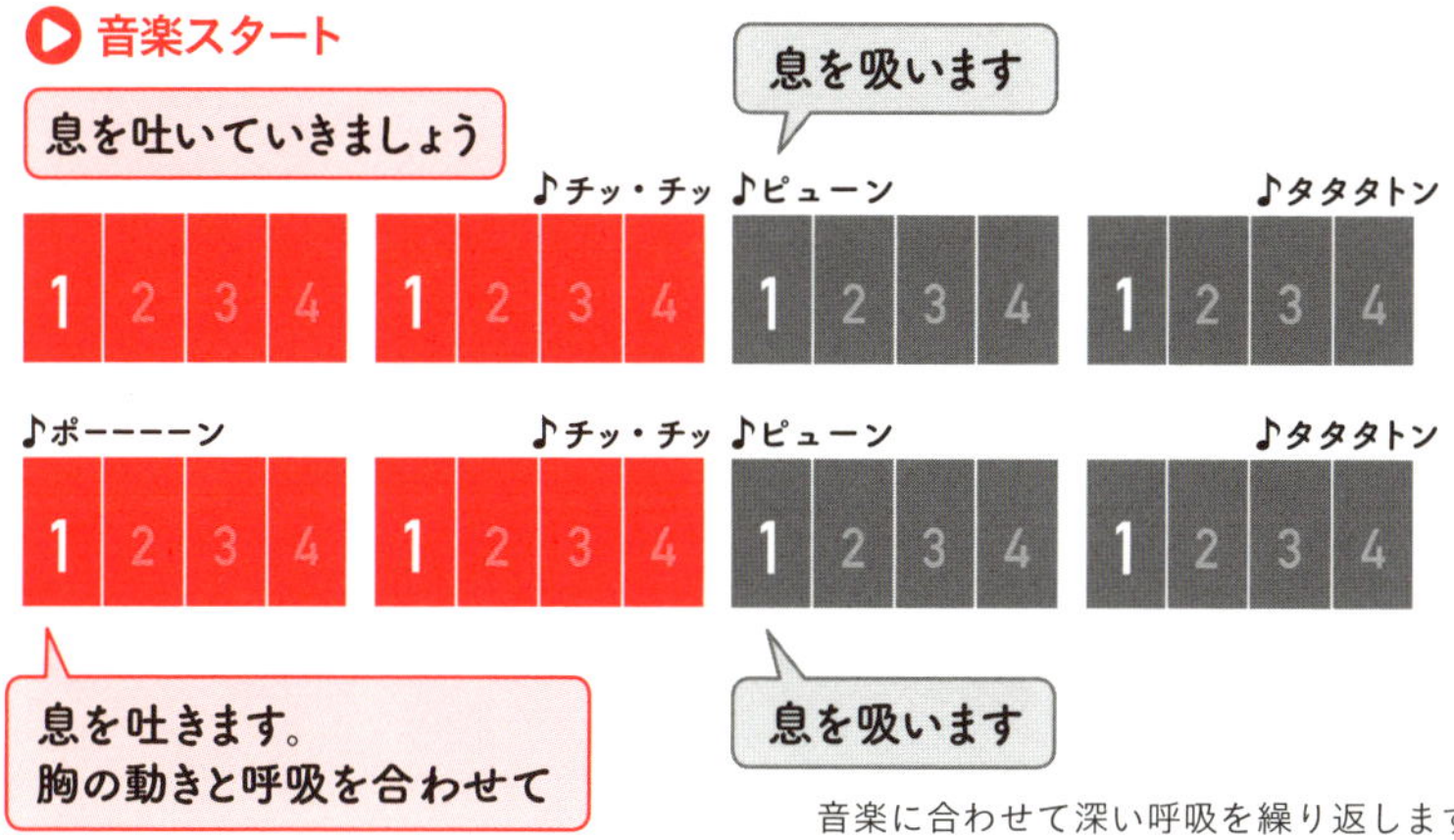
音楽スタート
息を吐いていきましょう
息を吸います
♪チッ・チッ
♪ピューン
♪タタタトン
1 2 3 4
1 2 3 4
1 2 3 4
1 2 3 4
♪ポーーーーン
♪チッ・チッ
♪ピューン
♪タタタトン
1 2 3 4
1 2 3 4
1 2 3 4
1 2 3 4
息を吐きます。
胸の動きと呼吸を合わせて
息を吸います

音楽に合わせて深い呼吸を繰り返します▶▶▶

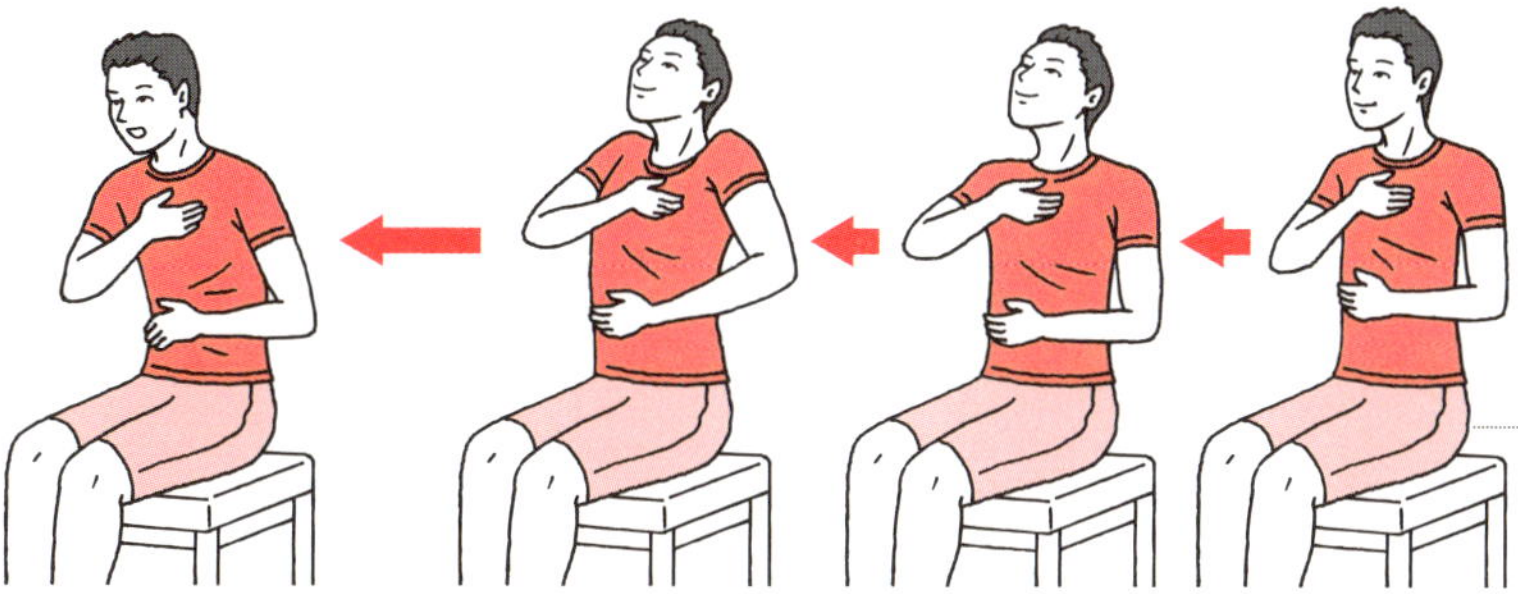

Point

呼吸と動き❶

息を吐き切ったら、お腹を緩めて４拍で息を吸い、続けて２拍で胸を、２拍で肩を上げて、深く息を吸います。

Point

呼吸と動き❷

体を一気に脱力し、8拍でお腹をへこませて息を吐きます。

08

落ち着いて本来の力を発揮したい

自分を取り戻す呼吸

CD
トラック17
08a
自分を取り戻す呼吸
トラック18
08b
自分を取り戻す呼吸

※ aは解説あり、bは解説なしです。

軽快な音楽を聴くと人間の体は自然にリズムにのるものですが、「自分を取り戻す呼吸」では体を固定した状態で呼吸を繰り返すストレッチの手法を使っています。では、どこにその軽快なリズムの感覚を持っていくのかというと、お腹を使った腹筋呼吸です。深い呼吸に集中できるのでセロトニンが活性化し、頭がスッキリ覚醒しながらも心はリラックスしている、という理想的な状態をつくることができます。

Ready 体勢

イスに座り、左腰横に手をつきます。その手に体重をのせて体をゆだねます。

こんな悩みや不安に!

- ☑ プレゼンや試験前に緊張して本来の力が出ない
- ☑ 精神的に余裕がない
- ☑ アイデアがわかない

自分を取り戻す呼吸のイメージ

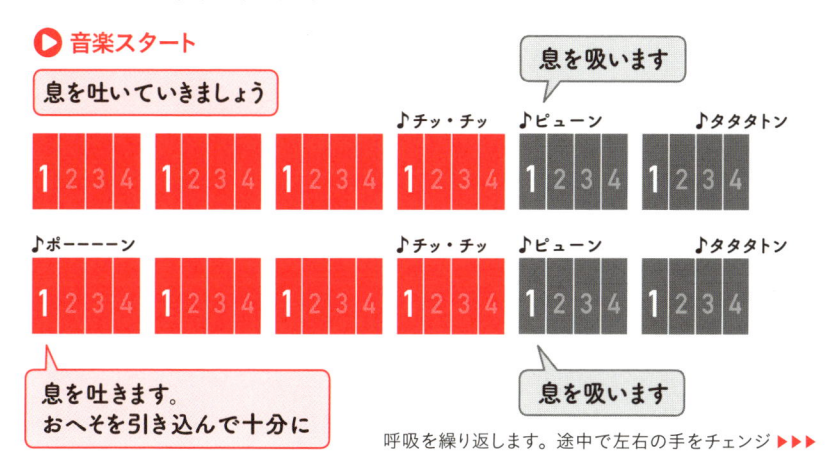

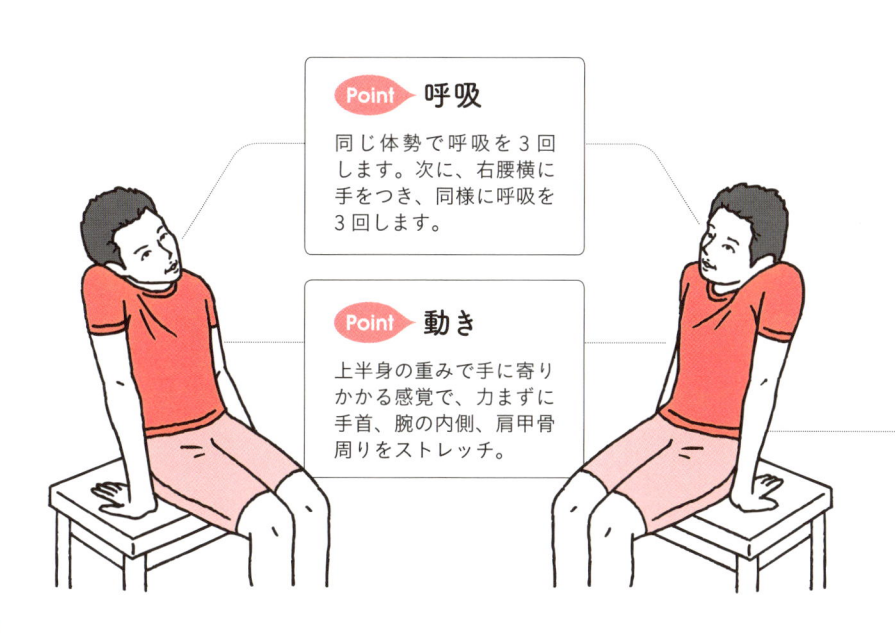

▶ 音楽スタート

息を吐いていきましょう

♪チッ・チッ　♪ピューン　♪タタタトン

息を吸います

1 2 3 4　1 2 3 4　1 2 3 4　1 2 3 4　1 2 3 4　1 2 3 4

♪ポーーーーン　♪チッ・チッ　♪ピューン　♪タタタトン

1 2 3 4　1 2 3 4　1 2 3 4　1 2 3 4　1 2 3 4　1 2 3 4

息を吐きます。
おへそを引き込んで十分に

息を吸います

呼吸を繰り返します。途中で左右の手をチェンジ ▶▶▶

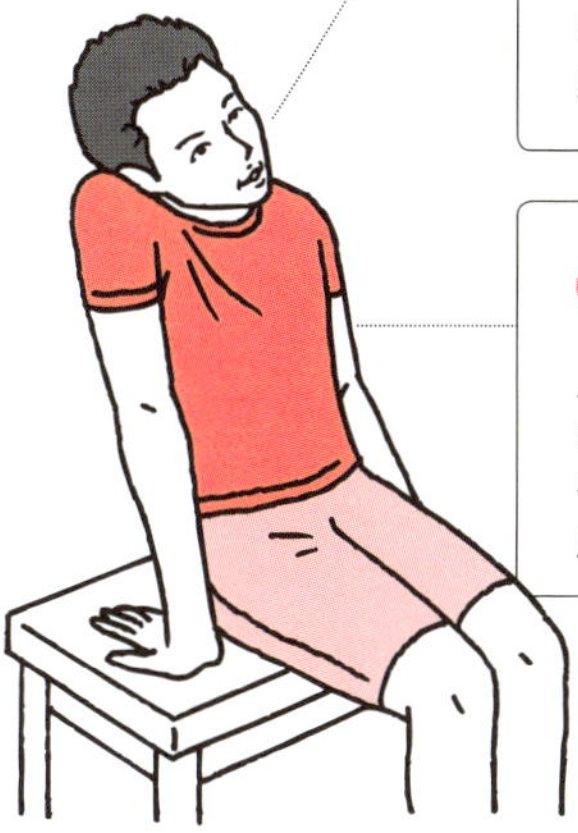

Point 呼吸

同じ体勢で呼吸を３回します。次に、右腰横に手をつき、同様に呼吸を３回します。

Point 動き

上半身の重みで手に寄りかかる感覚で、力まずに手首、腕の内側、肩甲骨周りをストレッチ。

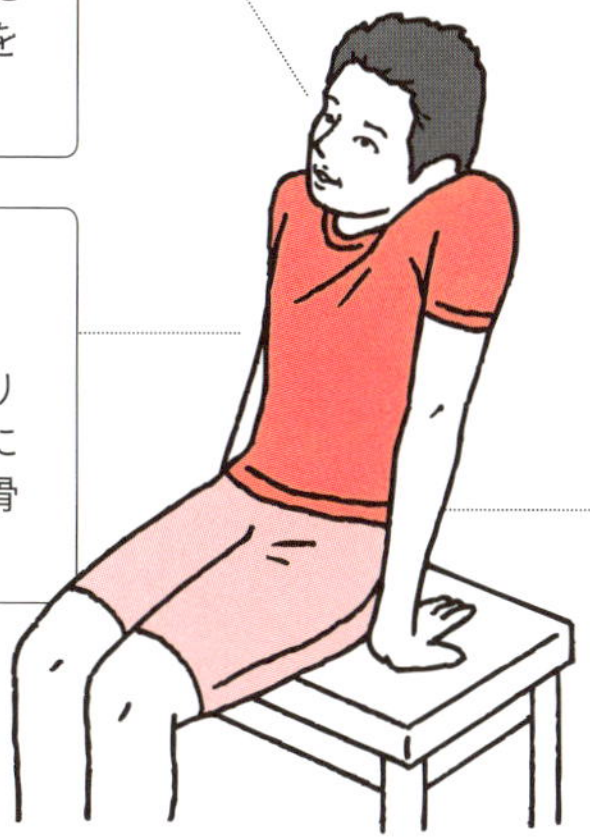

09

自信アップ呼吸

気持ちを引き出して自信を育む

CD
トラック19
09a
自信アップ呼吸

トラック20
09b
自信アップ呼吸

※aは解説あり、bは解説なしです。

両腕を広げる大の字のポーズを深い呼吸とともに繰り返すことで、自分のなかの自信を育てていくエクササイズです。ポーズをとるだけでなく、両サイドに広げた腕を内旋・外旋することで体幹部の呼吸筋をストレッチし、深い呼吸を可能にします。音楽はゆったりとした広がり感のあるものです。広い空間を想像して、不安や雑念を吐き出し、吸うときに自分を信じる力を習得していきましょう。

Ready

体勢

足を腰幅に開いて立ちます。両腕を軽く開き、手のひらを上に向けます。

Point

呼吸と動き❶

息を吐きながら、上向きの手のひらを内側に返します。続けて、息を吸いながら、手のひらを上向きに戻します。

こんな悩みや不安に！

- ☑ 自意識が高い
- ☑ 自信がなく、不安を感じる
- ☑ 大事なプレゼンや面接の前に

自信アップ呼吸のイメージ

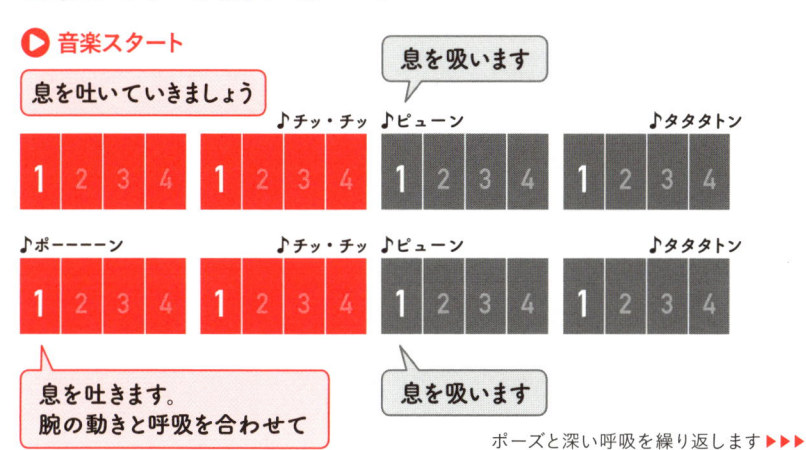

▶ 音楽スタート

息を吐いていきましょう

息を吸います

	♪チッ・チッ	♪ピューン	♪タタタトン
1 2 3 4	1 2 3 4	1 2 3 4	1 2 3 4
♪ポーーーーン	♪チッ・チッ	♪ピューン	♪タタタトン
1 2 3 4	1 2 3 4	1 2 3 4	1 2 3 4

息を吐きます。
腕の動きと呼吸を合わせて

息を吸います

ポーズと深い呼吸を繰り返します ▶▶▶

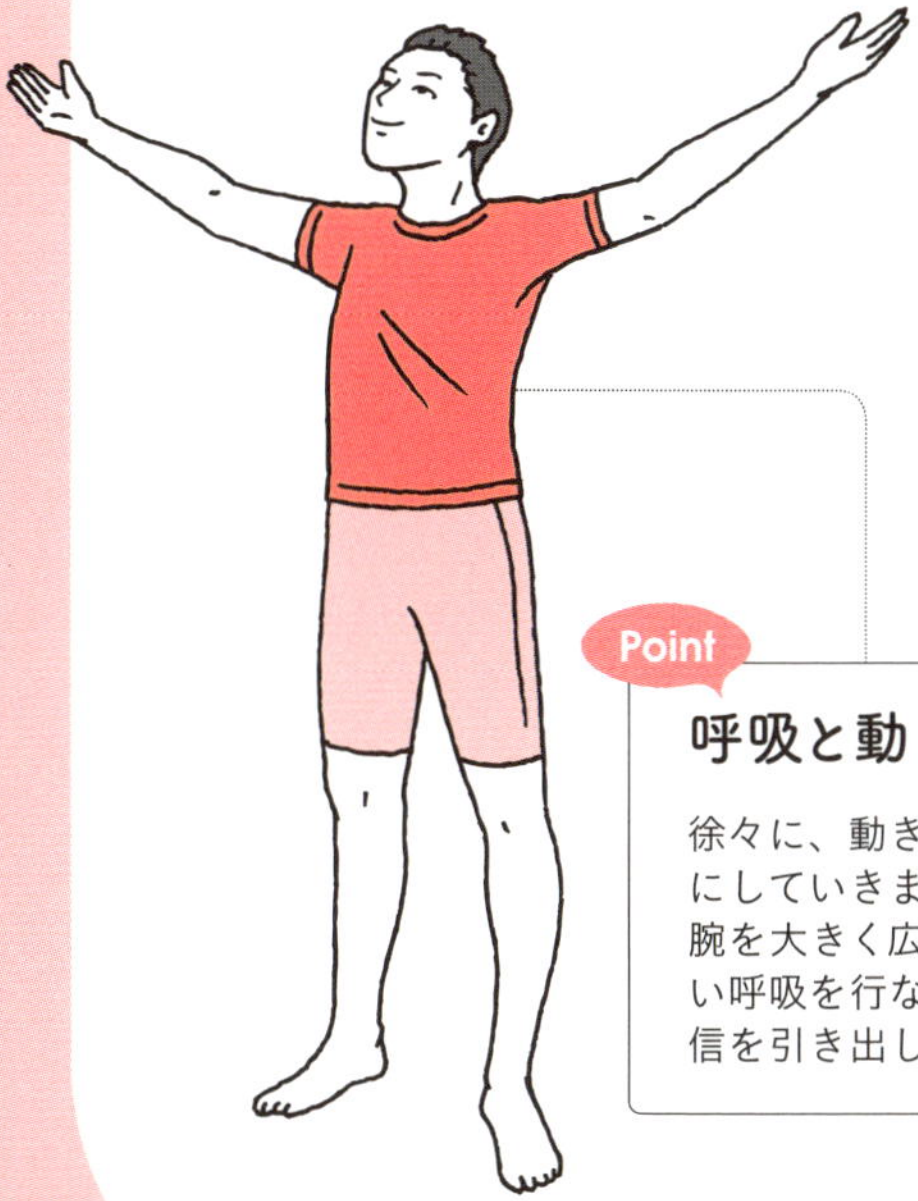

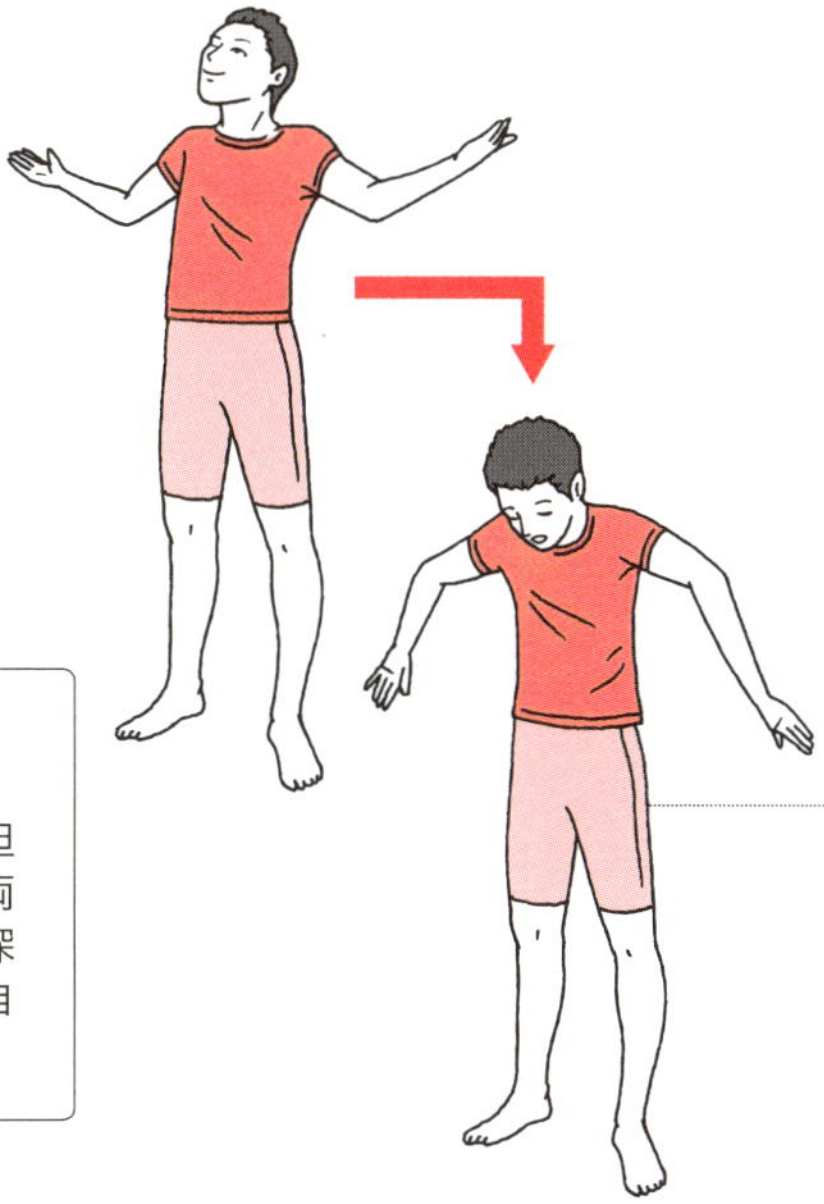

Point

呼吸と動き❷

徐々に、動きを大胆にしていきます。両腕を大きく広げて深い呼吸を行ない、自信を引き出します。

10

雑念を消して脳を目覚めさせる

気持ち切り替え呼吸

CD
トラック21
10a
気持ち切り替え呼吸
トラック22
10b
気持ち切り替え呼吸

※aは解説あり、bは解説なしです。

同じことの繰り返しではマンネリに陥ってしまいます。「気持ち切り替え呼吸」の音楽はめずらしい雰囲気のメロディー。呼吸も吐く息を口の前にかざした手のひらに吹きかけ、自分の息を皮膚感覚として確認する、という特徴的なエクササイズです。吐く息を長くした副交感神経を優位にするエクササイズを行なうことによって、自律神経の乱れをリセットします。

Ready 体勢

基本は座位、立位でも可能。手のひらを、鼻の前、10センチほど離した位置に。

こんな悩みや不安に！

- ☑ いつも仕事のことばかり考えてしまう
- ☑ 過去の失敗をいつまでも引きずりがち
- ☑ 考えがまとまらない

気持ち切り替え呼吸のイメージ

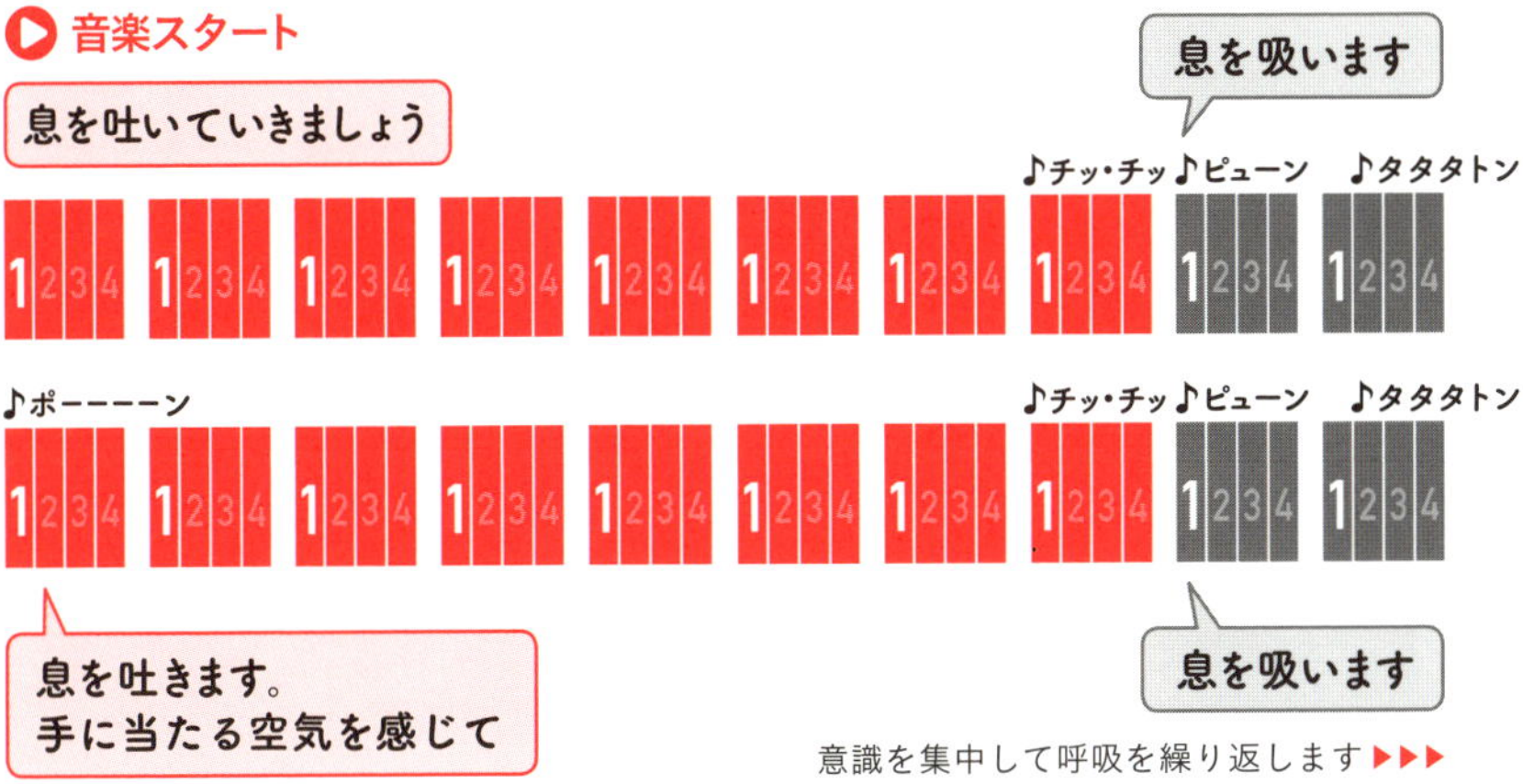
音楽スタート
息を吐いていきましょう
息を吸います
♪チッ・チッ
♪ピューン
♪タタタトン
1234 1234 1234 1234 1234 1234 1234 1234 1234 1234
♪ポーーーーン
♪チッ・チッ
♪ピューン
♪タタタトン
1234 1234 1234 1234 1234 1234 1234 1234 1234 1234
息を吐きます。
手に当たる空気を感じて
息を吸います
意識を集中して呼吸を繰り返します

Point

呼吸と動き

唇をすぼめて、吐く息を手のひらに吹きかけます。手のひらに当たる息をしっかり感じ取るようにするのがポイント。左右の手を替え、交互に行ないます。

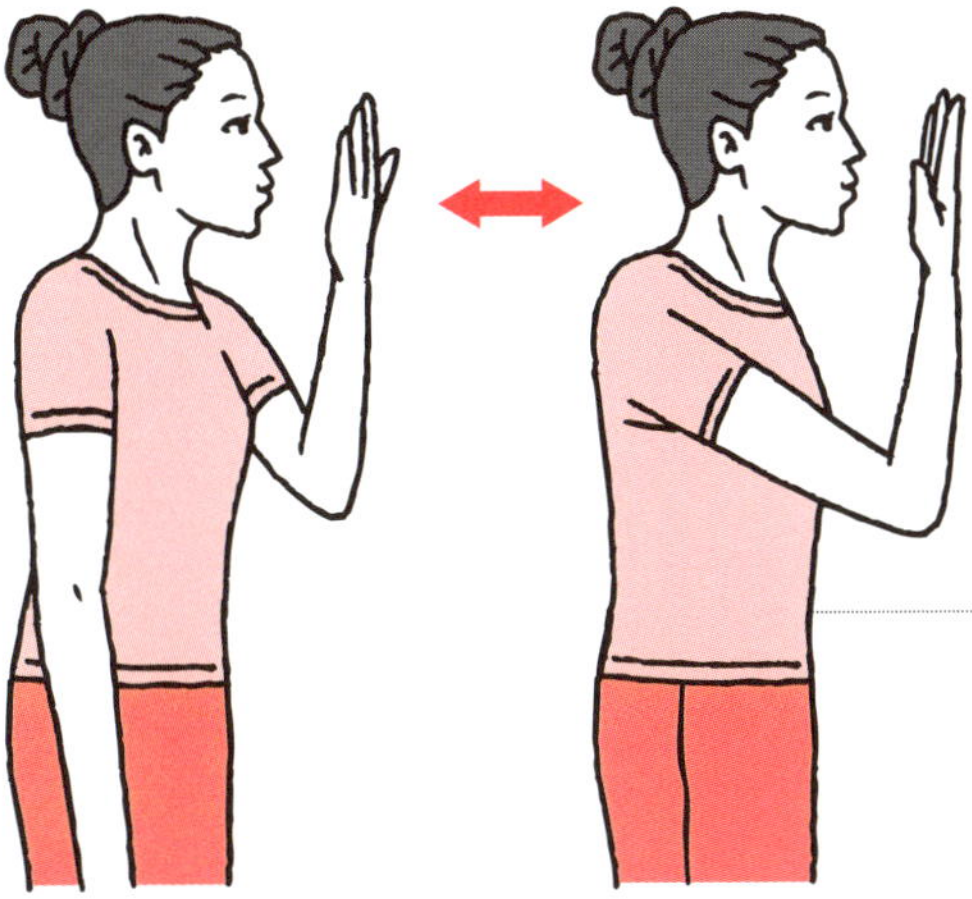

“ボディリズム呼吸法はこうして生まれました”

12歳から始めた管楽器をもっと勉強してみたいと思ったのは、国際基督教大学に入学して小林亜星氏に作曲の手ほどきを受けていた23歳の頃でした。

1976年には思いが叶って、カリフォルニア大学バークレー校への短期留学を果たし、78年からはボストンのバークリー音楽大学へ。一見、順風満帆のようですが、82年まで続くアメリカの日々は挫折から始まりました。

海外の新しい音楽仲間たちは体格もよく、とくに体力差を感じたの

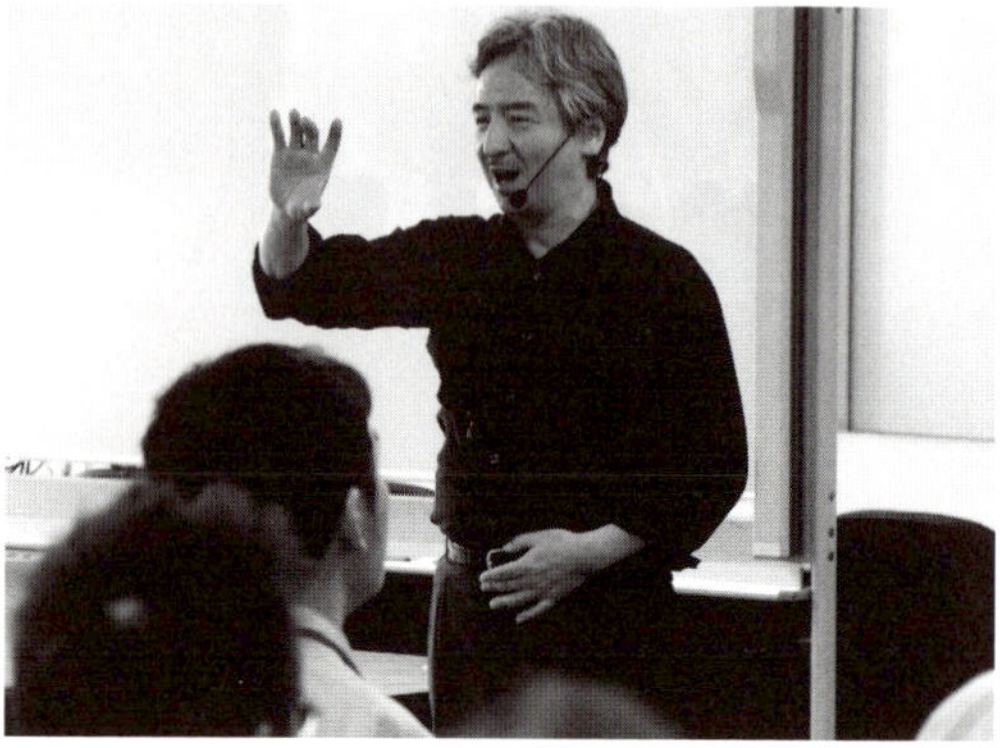

【ボディリズム】2004年創案体系化。2005年六本木ヒルズ「アカデミーヒルズ」にてセミナー開始。2008年東邦大学医学部有田秀穂教授のもとで医学的検証がなされ、セロトニンの活性化が証明される。

は〝肺活量〟でした。プロを目指してサックスを奏でるうえで、肺活量が劣るのは致命的です。

体格差は如何ともしがたい。ならば無理をしてでも大きく呼吸して肺活量を増やそう……、そう思えば思うほど肩に力が入ってしまいます。これではリラックスした演奏などできるはずもありません。

このままサックスを置かなければいけないのか、それとも壁を乗り越えるための何かがあるのか。異国の地ボストンで、ひとり苦悩する日々が続きました。

ハンディキャップを乗り越えてサックス演奏

両親は共に医者でした。「おとなになったら医者になる」、当然のように小さい頃は思っていました。しかし、難しい現実を早々に知らされます。

私は先天性心臓弁膜症と、理科系に不利な色弱を抱えていました。

そんな私を両親は普通の学校に通わせ、運動もほかの児童と同様に行なわせました。幼少時の私にピアノに向き合う機会を与え、音楽の楽しさと奥深さを教えてくれました。このような生活で養われた結果が、アメリカへの音楽留学に結びつくのです。

さて、当初は劣っていた私の演奏ですが、大きな呼吸と肩の力を抜く方法を徐々に身に付けると、次第に大柄な友人ともセッションできるようになり、バークリーの腕のよい仲間を結集した、タイクーン・ジャズオーケストラを結成するまでに至ったのです。

緊急事態に直面して〝呼吸〟を意識するように

帰国後は作曲活動が中心で、ルパン三世風魔一族の陰謀のサントラを作曲したのもこの頃です。しかしお酒の量も増え、徐々に生活は乱れていきます。

忘れもしない2000年の春、死を覚悟せざるをえない突然の呼吸困難に陥りました。緊急事態の私を救ったのは、サックスの演奏で覚えた、リラックスして行なう深い呼吸法でした。それ以来、生活改善を試みながら、サックス演者としての活動を本格的に再開します。

サックス演奏は新たな発見の源でした。普段は気にもとめない呼吸でも、意識して腹式呼吸をすれば〝質〟が向上するということがわかったのです。体調は徐々に良くなり、グラウンド1周もおぼつかなかった私が、軽く10周走れるようになる。こうなれば楽しくてしかたがありません。呼吸法の勉強を独学で始めました。正しい呼吸は脳内物質のセロトニンを活性化させることを知ったのもこの頃です。

これらの研究が有田秀穂教授との出会いを生んでくれました。音楽の特性を生かした世界初の呼吸法「ボディリズム」は、このように誕生したのです。

医者を夢見て成し得なかった私が、呼吸法を学んでボディリズムを創案する。これも運命だったような気がしています。

宮浦 清

ボディリズム呼吸法
体験者の声

音楽に導かれ、心身リラックス

大久保 進哉さん　40代
（パーソナルトレーナー）

我々パーソナルトレーナーも呼吸を用いたリラクゼーション法を活用しますが、お客様が腹式呼吸を苦手とする場合は続きません。その点、ボディリズムの場合、独自の柔らかな音楽を活用することで、あっという間に腹式呼吸を5分間続けることができます。不思議な感覚ですが、とても心地よいです。

手足ぽかぽか、心おだやか

石川 貴子さん　40代
（キャリアカウンセラー）

リズムに合わせ呼吸をするだけで手足の冷えが改善され、心が落ち着きました。あらためて呼吸の大切さを肌で感じています。パソコンなどの作業中も呼吸に意識 が向くようになり、今までに比べ 穏やかな自分でいることが多くなりました。

有益なトレーニングのひとつ

箕田 誠さん　50代
（会社員）

練習をあまりできないまま1年半ぶりに参加したフルマラソンで、無事完走することができました。10km過ぎから心拍数160-170を維持してFINISH。これまでと比べて、画期的な数値でした。真夏の過酷な北海道マラソンははじめての参加でしたが、無理なく、楽しく走り切ることができたのは、呼吸を整えてきた成果だと感じました。

ニュートラルに近づく感じ

新谷 奈津美さん　30代
（スキー・モーグル選手）

練習以外のことで忙しくなり、生活のリズムが乱れていた時期がありました。そのとき、毎日眠りにつく前に「夜寝る前のリラックス呼吸」を実践し、そのまま眠るようにしたところ、朝の目覚めが日に日に良くなってきました。睡眠の質も確実に上がっています。もっと自分のものにしていきたいです。

具体的なメンタル強化の手法

辻 健志さん 40代
（2016リオオリンピック火の鳥 NIPPON コーチ、元デンソーエアリービーズ監督）

デンソーの女子バレーボール部監督時代にボディリズムを取り入れました。そのメリットは、それまでは漠然としていた、「深呼吸とは？」「ピンチでの対応とは？」「試合前のリズム合わせとは?」などのテーマに対して、呼吸やリズムを使ったより具体的な手法、そして技術が持てるようになったことです。スポーツに無心になって集中できているベストな状態、いわゆる「ゾーン」への手がかりは、ボディリズムの「呼吸とリズムのコントロール」にあるのかもしれません。

バレーボール選手の能力開発

永田幸雄さん　60代
（デンソーエアリービーズ
トレーナー兼アドバイザー）

ボディリズムの場合は音楽のリズムに合わせて行なう呼吸法なのでとてもわかりやすく、選手たちも簡単に身につけることができました。ボディリズム呼吸法を身につけて選手が一番変わった点は、試合中の自分の緊張をコントロールできるようになった、というメンタル面の強化です。またインタビューなど人前でしゃべる機会も増えてきますので、そんなソーシャルな場面での緊張感のコントロールにも、ボディリズム呼吸法は活かせています。これからも心身のセルフコントロール技術として、おおいに活用していきたいと思ってます。

ボディリズム呼吸法の講座

日本ボディリズム®マネジメント協会は、本書で紹介した10種類の呼吸法をマスターできる「ベーシック講座」を開催しています。ボディリズム呼吸法を体験できるセミナー、指導者養成の認定資格講座も好評開催中。講座日程や本書購入者特典情報はホームページをご覧ください。

一般社団法人
日本ボディリズム®マネジメント協会
http://www.body-rhythm.jp/

躁うつの波が小さくなりました

岡田明子さん　30代
（専業主婦）

ボディリズム呼吸法を始めて最初の精神科通院で、元気そうだね！と、良い変化を認めてもらえました。先日お買い物に行った際、「違う人かと思った！」と言われるくらい、表情に調子が良いことが出ていたようでとてもうれしかったです。会う人会う人に、「変わったね!」と言われます。

いつでも・どこでもできるマインドフルネス

牧 隆弘さん　50代（経営コンサルタント）

瞑想やマインドフルネスがさまざまな面で良い効果をもたらすことは承知していたが、場所や環境を整えるところに難があり、その場限りになりがち。ボディリズムはいつでもどこでもできるので、継続できています。おかげで、心身共に軽くなっています。

生きている実感を味わえる

中村純子さん　40代
（メンタルコーチ・会社役員）

呼吸に目を向けることで自分自身とつながる感覚、中心に意識が向くことで心が穏やかになって「よし！ これでいいんだ!」と自分の自信になる、軸が太くなる、そんな感じです。しっかり息をすることで、体全体に酸素が行き届いてあたたかくなり、胃のムカつきが治って、お腹がすく、姿勢が良くなる、などの変化がありました。

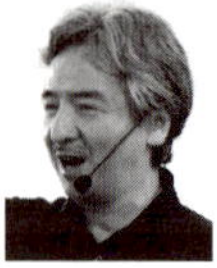

●著者
宮浦 清《みやうら きよし》

日本ボディリズムマネジメント協会会長。作曲家。サキソフォニスト。呼吸研究家。1953年東京生まれ。自由学園、国際基督教大学卒業、1978～1980年バークリー音楽大学（作編曲専攻）。代表作ルパン三世風魔一族の陰謀サントラ。音楽活動と並行して、音楽呼吸法のエクササイズメソッド「ボディリズム®」を創案。企業研修、デンソー女子バレーボールチーム等の指導も行なっている。

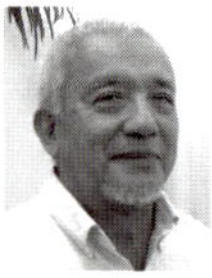

●医学監修
有田秀穂《ありた ひでほ》

東邦大学医学部名誉教授。医学博士。1948年東京生まれ。東京大学医学部卒業後、東海大学病院で臨床、筑波大学で脳神経系の基礎研究。その間ニューヨーク州立大学留学。東邦大学医学部教授として坐禅とセロトニンの関係を研究。メンタルヘルスケアをマネジメントするセロトニン Dojoの代表。著書は50冊以上、テレビ出演多数。

本書の付録CDの効果には個人差があり、必ずしもすべての方の自律神経が整うことを保証するものではありません。

staff

編集協力	永瀬美佳、長島恭子（Lush!）、篠遠 泉
デザイン	柿沼みさと、片山智子
イラスト	新井博之
制作協力	藤田友佳子（日本ボディリズム®マネジメント協会代表理事） 滝本裕之（自律神経専門整体師、ひろカイロ整体院院長）

**1日1分 自律神経を整える
呼吸CDブック**

2016年10月30日　初版第1刷発行

著　者　宮浦 清
発行者　滝口直樹
発行所　株式会社マイナビ出版
〒101-0003
東京都千代田区一ツ橋 2-6-3 一ツ橋ビル 2F
TEL 0480-38-6872（注文専用ダイヤル）
03-3556-2731（販売部）
03-3556-2735（編集部）
URL http://book.mynavi.jp

印刷・製本　図書印刷株式会社

○価格はカバーに記載してあります。
○落丁本、乱丁本はお取り替えいたします。
お問い合わせはTEL：0480-38-6872（注文専用ダイヤル）、または電子メール：sas@mynavi.jpまでお願いいたします。
○内容に関するご質問は、編集第2部まではがき、封書にてお問い合わせください。

ISBN 978-4-8399-6101-5